# CAR-T 細胞療法のトリセツ

## チームCAR-Tでの取り組み

細胞療法
運用学入門

【監修】**髙折晃史**

【編著】**新井康之**

【著】**チームCAR-T**

京都大学医学部附属病院

中外医学社

## ●執筆者一覧 (執筆順)

| | | |
|---|---|---|
| 髙 折 晃 史 | 京都大学医学部附属病院 | 血液内科 |
| 錦 織 桃 子 | 京都大学医学部附属病院 | 血液内科 |
| 城　友 泰 | 京都大学医学部附属病院 | 検査部・細胞療法センター |
| 新 井 康 之 | 京都大学医学部附属病院 | 検査部・細胞療法センター・血液内科 |
| 松 井 恵 子 | 京都大学医学部附属病院 | 検査部・細胞療法センター |
| 吉 田 和 広 | 京都大学医学部附属病院 | 医療器材部 |
| 片 山 智 元 | 京都大学医学部附属病院 | 看護部 |
| 村 﨑 真 紀 子 | 京都大学医学部附属病院 | 看護部 |
| 丹 羽 紀 実 | 京都大学医学部附属病院 | 検査部・細胞療法センター |
| 渡 邉 珠 緒 | 京都大学医学部附属病院 | 検査部 |
| 松 山 倫 子 | 京都大学医学部附属病院 | 先端医療研究開発機構 臨床研究支援部 |
| 水 本 智 咲 | 京都大学医学部附属病院 | 血液内科 |
| 谷 口 理 沙 | 京都大学医学部附属病院 | 薬剤部 |
| 福 田 裕 子 | 京都大学医学部附属病院 | 看護部 |
| 諫 田 淳 也 | 京都大学医学部附属病院 | 血液内科 |
| 平 松 英 文 | 京都大学医学部附属病院 | 小児科 |
| 甲 斐 慎 一 | 京都大学医学部附属病院 | 集中治療部 |
| 北 脇 年 雄 | 京都大学医学部附属病院 | 血液内科 |
| 濱 田 涼 太 | 京都大学医学部附属病院 | リハビリテーション部 |
| 山 本　崇 | 京都大学医学部附属病院 | 医療安全管理部 |
| 深 堀　理 | 京都大学医学部附属病院 | 早期医療開発科 |
| 中 島 貴 子 | 京都大学医学部附属病院 | 早期医療開発科 |

# 巻頭言

　キメラ抗原受容体 T 細胞（CAR-T）療法が本邦においても臨床現場で用いられるようになり，ほぼ 4 年が経過しました．適応疾患も当初の悪性リンパ腫に加えて多発性骨髄腫にも広がり，従来の化学療法や放射線療法では太刀打ちできなかった難治性造血器腫瘍に対する治療は，大きな転換点を迎えています．

　一方で CAR-T 細胞療法は，重症のサイトカイン放出症候群への対処や長期にわたる寛解率向上など，当初より想定されていた課題もさることながら，各症例における適応判断やアフェレーシス枠の設定，ブリッジング治療，さらには投与タイミングの設定など，運用面においての病院間（CAR-T 実施施設と紹介元施設）および病院内での連携も重要であることがわかってきました．このような連携は医療機関内（「学」）だけでなく，CAR-T を販売する製薬会社（「産」），さらには再生医療等製品の製造販売承認を行う「官」の組織も巻きこむポテンシャルを有しています．そしてこの連携が円滑に進むことによってはじめて，CAR-T 細胞療法を安心して患者さんに提案できるであろうと感じています．

　そのような連携の第一歩として，CAR-T 細胞療法をこれからはじめる施設，あるいはすでに実施している施設がその体制をより拡充する際に参考にしていただけるよう，本書を作成しました．CAR-T 実施施設への紹介時に役立つ内容も各所に書かれていますので，紹介元の方々にも是非お目通しいただきたいと思います．また，「産」「官」の方々にも，「学」の現状を知っていただく上で，是非お手にとっていただければ幸いです．

　各項目では，京都大学医学部附属病院で CAR-T 細胞療法に携わる医師や看護師，薬剤師，臨床検査技師，臨床工学技士，リハビリ療法士，臨床研究コーディネーターなどが，これまでの経緯を踏まえた当院での現状を詳説し，今後の課題についても言及しています．当院でのここ数年の試行錯誤を紙面上で追体験いただき，各施設でよりよい運用を立ち上げ，CAR-T をはじめとした細胞療法のさらなる発展につなげていただければ幸いに存じます．

2023 年 6 月

京都大学医学部附属病院　病院長・血液内科教授

髙折晃史

# 編者の言葉
―「細胞療法運用学」の揺籃期に寄せて―

　CAR-T細胞療法の実施においては，いかに手順の逸脱を防ぎ，最善の細胞を最良のタイミングで投与できるかという「運用面での最適化」が，極めて重要であると考えています．われわれがこのことにようやく気づいたのは，保険診療でのCAR-T細胞療法を開始して約半年たったころ，経験数として10～20症例目のころでしょうか．

　それ以降，新型コロナウイルスのパンデミックも含めた大小さまざまな課題に直面しましたが，ご紹介元の先生方の多大なご協力もあり，着実に症例集積とデータ解析を進めることができ，最適な運用を目指した試行錯誤を行ってきました．その甲斐もあり，当院におけるCAR-T細胞療法は当初の「お祭り騒ぎ」から「日常診療」へと舵を切り，毎週1回の採取と投与というペースで継続することができています．

　この軌跡の中で，CAR-Tなどの細胞療法における「運用最適化」は，関連部署あるいは病院全体での業務改善や効率化の範疇を超え，より俯瞰的なサイエンスの見地からの対応が望ましい内容であると認識するに至りました．もはやこれは「細胞療法運用学」とでも呼ぶべきひとつの学問に値すると考え，一つひとつの検討をこの学問の骨格をなす研究と位置づけて精力的に取り組んでいます．そのような中で適応疾患や製剤種，実施可能施設が拡大するにつれ，当院と同じような課題への直面とそれに対する試行錯誤が全国的になされていることを知り，当院での経験と解決策をお役立ていただきたく，本書の出版を企画しました．

　本書の構成としては，CAR-T細胞療法の時系列に沿って重要なトピックを順番に配置していますが，どの項目から読んでいただいてもすぐにご活用いただけるよう，各項は独立した記載になっています．また，執筆者の生の声をなるべく残すように組み立てています（原稿間の統一などの編集作業は最小限です）ので，さまざまな職種の医療スタッフがどのようなことを考えて日々の業務にあたっているのかを感じていただけると思います．CAR-T細胞療法において，非常に重要な役割を果たす「紹介元施設の皆様」に向けた項目もあります．

　今回の出版にあたっては，沢山の方々にご協力いただきました．本企画の提案を即決でご承諾いただき，後押ししていただいた監修者の髙折晃史先生，そして執筆に多くの時間を割いていただいたチーム CAR-T の各部門の専門家の先生方に深く御礼申し上げます．また，編集・出版作業をお引き受けいただいた中外医学社の皆様，特に，企画の段階からお世話になりました青木聡子さんにも，改めて深謝申し上げます．

　2023 年 6 月
　　　　　　京都大学医学部附属病院　検査部・細胞療法センター・血液内科
　　　　　　　　　　　　　　　　　　　新 井 康 之

# 目　次

## CHAPTER 1: CAR-T 細胞療法の基礎知識

## CHAPTER 2: CAR-T 細胞療法導入の準備

## CHAPTER 3: アフェレーシスと細胞調製

## CHAPTER 4: CAR-T 細胞療法前の管理

# CHAPTER 5: CAR-T 細胞投与後の管理

## CHAPTER 6: 細胞療法の未来

## 1-1 ●造血器腫瘍における新規治療の必要性

# 1 ＜ 造血器腫瘍発症のメカニズム

### ここがポイント

☑ 現在 CAR-T 療法の保険適応が承認されている疾患は，B 細胞腫瘍である「急性リンパ性白血病」「悪性リンパ腫」「多発性骨髄腫」である

☑ 適切な抗原を細胞表面に発現していること，また，腫瘍が末梢血・骨髄・リンパ節といった CAR-T 細胞が容易に到達できる臓器に存在することから，B 細胞腫瘍は本治療に極めて適した疾患である

### はじめに

　造血器腫瘍は，固形がん同様，多くのゲノム異常の蓄積により，自律的な細胞増殖が引き起こされることで発症する．しかしながら，造血器腫瘍は，その起源細胞が造血幹細胞から各血球へ分化する段階により異なる疾患となること，また，その発症メカニズムもそれに対応して異なることから，複雑な背景を有することになる．本稿では，その総論を述べながら，現時点で CAR-T 治療の対象となる B 細胞腫瘍の発症機構に関して主に述べたい．

## ▶がん遺伝子の活性化とがん抑制遺伝子の不活化の機序

　がん遺伝子の活性化（機能獲得），およびがん抑制遺伝子の不活化（機能喪失）は，遺伝子変異（点変異，挿入・欠失），構造異常（転座等），コピー数増幅・欠失により引き起こされる．B 細胞リンパ腫においては，*MYD88 L265P*，*EZH2 Y646* 点変異による活性化，*BCL2, BCL6, CCND1, MYC* 遺伝子等の転座，*TP53* の欠失等が挙げられる．一方，骨髄腫では，*CCND1, CCND2, CCND3, MAF, MAFB, MMSET/FGFR3* 遺伝子等の転座，1q21 増幅，17p 欠失等のコピー数変化が，その発症機構としてよく知られている．

## ▶B 細胞の分化成熟と発がん

　B 細胞の分化・成熟は，　**図1**　のように，骨髄中で，プロ B 細胞から免疫グロブリン（B cell receptor, BCR）の再構成を経てプレ B 細胞へ分化する．免疫グロブリンを細胞表面に発現した未熟 B 細胞は，末梢血へ流出してナイーブ B 細胞となり，リンパ節の胚中心において抗原刺激により活性化され，さらに成熟し，メモリー B 細胞になると同時に形質細胞へ分化し，再び骨髄へ戻る．これら分化に伴い抗体産生細胞としての機能を獲得すると同時に，その際，様々な遺伝子異常が起こることで腫瘍化が引き起こされる．

　まず，プレ・プロ B 細胞の段階で，BCR における VDJ 再構成に伴い，染色体転座が生じる．通常，転座の結果 IGH に近接する遺伝子は IGH3' エンハンサーにより恒常的に活性化される．代表的なものとして，t (14;18) 転座による *IGH-BCL2*，t (11;14) 転座による *IgH-CCND1* が挙げられるが，これらによりそれぞれ濾胞性リンパ腫，マントル細胞リンパ腫が引き起こされる．また，リンパ節胚中心では，抗体の多様性獲得のため activation-induced cytidine deaminase（AID）によりクラススイッチ（class switch recombination, CSR）ならびに体細胞超変異（somatic hypermutation, SH）が起こるが，これにより生じ

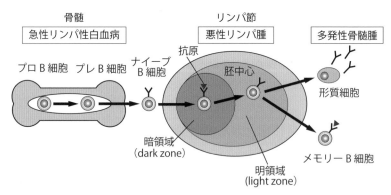

| | プロ | プレ | ナイーブ | GC-B | postGC-B | メモリー | 形質細胞 |
|---|---|---|---|---|---|---|---|
| CD19 | + | + | + | + | + | + | +/- |
| CD20 | - | + | + | + | + | + | - |
| Ig | - | - | + | + | + | +/- | - |
| CD38 | | | +/- | ++ | + | - | +++ |
| CD27 | | | - | | | + | ++ |
| CD138 | | | | | | | + |

**図1**

JCOPY 498-22544

る点変異や構造異常により腫瘍化が促進される. びまん性大細胞型 B 細胞リンパ腫やバーキットリンパ腫は胚中心由来の腫瘍である.

　一方, 骨髄腫では, 主に CSR の際に生じる転座 t (4;14) (*MMSET-FGFR3*), t (6;14) (*IgH-CCND3*), t (11;14) (*IgH-CCND1*), t (14;16) (*IgH-MAF*), t (14;20) (*IgH-MAFB*) が原因となる. また, 高 2 倍体 (hyperdiploidy) も多くみられる.

　また, B 細胞は 図1 に示す成熟過程を経て, 最終的には抗体産生細胞である形質細胞へ分化するが, その分化段階に応じて, 特徴的な表面形質を示す. B 細胞腫瘍は, その細胞起源 (cell of origin) がこれら分化のどの段階に位置するか, そしてそれによりどのような遺伝子異常を生じるかにより, その病態が規定され, 言い換えると疾患概念が形成されるのである.

## ▶B 細胞腫瘍の特異性と CAR-T 療法

　現在, 本邦において CAR-T 療法の保険適応が承認されている疾患は B 細胞腫瘍である「急性リンパ性白血病」「悪性リンパ腫 (正確には, びまん性大細胞型 B 細胞リンパ腫, 濾胞性リンパ腫)」「多発性骨髄腫」である. これは, 言い換えれば, B 細胞腫瘍が本治療に極めて適した疾患であるということであり, それは, その腫瘍の性質に大きく依存している. それは, まず, CAR の標的となる適切な抗原を細胞表面に発現していること. 急性リンパ腫白血病, リンパ腫における CD19, 多発性骨髄腫における B 細胞成熟抗原 (BCMA) は, 他の組織での発現を認めず極めて特異的な標的である. また, 腫瘍は末梢血・骨髄・リンパ節といった CAR-T 細胞が容易に到達できる臓器に存在すること, が大きな理由である. 一方で, 固形がんの CAR-T 療法の有効性が低い理由は, その逆で, CAR の標的となる良い特異的抗原が存在しにくいこと, T 細胞の浸潤を得にくいことであり, これらの克服がその改善の鍵である.

## おわりに

　造血器腫瘍の発症機構を主に B 細胞腫瘍を中心として記述した. 血球分化に伴う遺伝子異常の蓄積と起源細胞がこれら B 細胞腫瘍を規定し, それが CAR-T 療法の極めて有効なターゲットになっている事実は極めて興味深い. 今後, B 細胞腫瘍で先陣を切った CAR-T 療法が多くの腫瘍へと広がることを期待して本稿を締めくくりたい.

〈髙折晃史〉

## 1-1 ●造血器腫瘍における新規治療の必要性

# 2 B 細胞腫瘍における 化学療法の現状

### ここがポイント

- ☑ B 細胞腫瘍では様々な治療薬が登場し，化学療法の成績は全体的に向上しているが，依然難治性症例が存在する
- ☑ CAR-T 細胞療法は既存の治療薬とは全く異なるメカニズムで治療効果を発揮することから，難治性 B 細胞腫瘍に対する貴重な選択肢となる

### はじめに

　造血器腫瘍においては，多剤併用の抗がん剤を起点として様々な作用点を持つ薬剤が開発され，予後の改善がもたらされてきた．特に B 細胞腫瘍に対しては，抗体製剤や抗体薬物複合体，二重特異性抗体，シグナル阻害薬，免疫修飾薬，エピゲノム修飾薬などの治療薬が登場し，各病型の臨床経過には大きな変化が生じつつある．

### ▶びまん性大細胞型 B 細胞リンパ腫

　びまん性大細胞型 B 細胞リンパ腫（DLBCL）は，悪性リンパ腫の中で最も頻度が高く，初回化学療法で治癒を得ることができるかどうかが治療の成否に深く関わる疾患である．標準治療である R-CHOP 療法により約 60 〜 65％の症例において長期寛解を得ることができるが，残りの 35 〜 40％の症例は初回治療に抵抗性であるか治療後再発を生じる．再発難治性症例に対しては救援化学療法および自家移植が考慮されるが，救援化学療法で寛解が得られ，年齢や身体機能からも自家移植の適応を有する症例は半数に満たない．また，自家移植を実施しても長期に寛解を維持できる症例はさらにその半数以下であることから，DLBCL 全体の約 3 割は従来の化学療法で治すことは困難であるとされる．

　R-CHOP を上回る治療成績を得るために多種の抗がん剤を併用するレジメ

JCOPY 498-22544

ンの開発が行われたが，いずれも R-CHOP と比較して明らかな優位性は示されなかった．一方，R-CHOP の薬剤の最大活用を目的として，ドキソルビシン，ビンクリスチンおよびエトポシドの 96 時間持続投与にプレドニゾロン，シクロフォスファミド，リツキシマブを加え，骨髄抑制の程度により薬剤量の調整を行う dose adjusted（DA）-EPOCH-R 療法が開発された．DA-EPOCH-R は若年者に好発する縦隔原発大細胞型 B 細胞リンパ腫や中枢神経浸潤でしばしば再発する CD5+DLBCL などの難治性病型に対し，無増悪生存割合（PFS）や全生存割合（OS）が R-CHOP の成績を上回る傾向が示されている[1,2]．一方，DLBCL 全体で初回化学療法を R-CHOP から DA-EPOCH-R に強化する意義を明らかにする目的で行われた第Ⅲ相比較試験においては，International Prognostic Index（IPI）の高いサブグループでは DA-EPOCH-R で PFS が優れる傾向は示されたものの，DLBCL 全体では DA-EPOCH-R と R-CHOP の治療成績の差は示されなかった[3]．本試験では R-CHOP 群においても 3 年 PFS が 72%と従来のデータに比較して良好であり，診断から治療開始までの期間中央値が 21 日であったことから，本試験では比較的予後良好な症例が多く登録されたことが R-CHOP と DA-EPOCH-R に差を認めなかった一因ではないかと推測されている．

　ポラツズマブベドチンは CD79b を標的としたモノクローナル抗体に monomethyl auristatin E（MMAE）が結合した抗体薬物複合体である．IPI 2 以上の 80 歳以下の初発 DLBCL 症例を対象に行われた国際第Ⅲ相試験において，R-CHOP のビンクリスチンをポラツズマブベドチンで置き換えた Pola-R-CHP の 2 年 PFS は 76.7%と，R-CHOP の 70.2%を有意に上回ったことが報告され，国内でも初発 DLBCL に対し Pola-R-CHP の適用が承認された．しかし 2 年 OS は現在のところ両群で差がみられておらず，実臨床における両治療の使い分けは担当医の総合的判断に委ねられている．

　DLBCL 患者の生存率を高めるためには，R-CHOP ではいかに難治性の約 3 分の 1 の症例を見出し，病態に即した治療を行うかが重要と考えられる．DLBCL の病態の理解には遺伝子発現プロファイルに基づき胚中心 B 細胞型（germinal-center B-cell-like, GCB）と活性化 B 細胞型（activated B-cell like, ABC）に大別する細胞起源分類が基本となる．R-CHOP 治療下では GCB-DLBCL は ABC-DLBCL よりも予後良好な傾向があることが示されているが，代表的な予後不良病型である BCL2 転座と MYC 転座を併せ持つ double-hit リンパ腫（DHL）はほぼ全て GCB 型である．DHL は GCB-DLBCL の約 10 ～ 15%を占めるが，DHL と類似する遺伝子発現を呈する double-hit gene signature（DHIT-sig）陽性群はその約 2 倍の 27％存在し，これらは ABC-DLBCL とほぼ同等の予後であることが示されている[4]．一方，これらを除いた DHIT-sig 陰性の GCB-DLBCL での長期 PFS は 90％と極めて良好であり，GCB-DLBCL は少なくともこれらの予後の異なる 2 群に分けて治療戦略を立てることが今後重要になると考えられる．さらに網羅的遺伝子解析を加えた分子学的亜型分類の進展により，GCB，ABC の両群とも生物学的にヘテロであることが示され，DLBCL 全体で現在少なくとも 7 つの分子学的亜型が見出されている．DLBCL の治療成績を向上させるためには，それぞれの亜型に固有の治療標的を見出し，各々の亜型に特化した治療開発を行う必要性も指摘されている．

　再発および治療抵抗性の DLBCL に対しては，救援化学療法に感受性があれば引き続き自家移植併用大量化学療法を行うことが最善の治療とされてきた．しかし上記のように自家移植で長期寛解が得られる症例は元々限られる上，初回治療で R-CHOP よりも強度の高い治療が行われた場合の治療失敗例においては，より化学療法に抵抗性である割合が高いと考えられ，自家移植で救援できる割合は一層低いものと考えられる．救援化学療法抵抗性の DLBCL は極めて予後不良であり，生存期間中央値は 6.3 か月と報告されている[5]．再発難治性 DLBCL に対し現在複数の CAR-T 細胞療法が登場しており，こうした難治性症例の貴重な治療選択肢となっている．

## ▶濾胞性リンパ腫

　一方，濾胞性リンパ腫（FL）では化学療法後も腫瘍クローンは体内に残り続けることが知られ，DLBCL のように根治を目指すのではなく，リンパ腫関連症状の出現を抑えながらリンパ腫の進行や治療による死亡を回避することが具体的な診療目標となる．低腫瘍量の段階での治療介入は生命予後の改善に寄与せず，一般には高腫瘍量あるいはリンパ腫関連症状が出現した段階で，抗 CD20 抗体と抗がん剤との併用療法が行われる．多くの FL は初回治療によく反応するものの，種々のタイミングで再発を繰り返し，抗 CD20 抗体を含む多剤併用化学療法，リツキシマブ単剤やレナリドミドとの併用療法，タゼメトスタット治療などが行われる．

　FL 症例の 10 年 OS は近年約 80％まで改善しているが，形質転換の発生頻度に明らかな減少はみられないことが複数の観察研究で示唆されている．そのため，PFS が良好な治療を行うほど，難治性症例が早期再発群に濃縮される傾

向があり，FL 症例の予後は二極化が進んでいるといえる．形質転換症例の生命予後はリンパ腫診断からの期間が短い方が不良であり（≤ 18 か月，5 年 OS 22％；> 18 か月，5 年 OS 66％），早期形質転換と晩期形質転換とでは分子病態が異なる傾向があることも考えられる．また，抗 CD20 抗体を含む標準化学療法に抵抗性あるいは 24 か月以内の再発症例（POD24）は生命予後不良であることが知られているが，これは早期形質転換症例が含まれることが主な理由と考えられる．

　FL では一個体内にしばしば複数のサブクローンが存在し，治療の感受性も病変部位により異なることがある．また，リツキシマブとオビヌツズマブの予後予測因子は共通するが，CHOP とベンダムスチンでは，特に免疫微小環境に関わる遺伝子発現で予後的意義が逆転するものが存在することが報告されている．そのため，一方の治療で十分な奏効が得られない場合，もう一方の治療を試みることは理にかなっている．しかし FL の中には，インドレントな経過を保ちながら，いずれの治療によっても寛解が維持できない症例も存在する．形質転換症例やこうした寛解維持の困難な症例には，従来自家移植や同種移植も考慮されてきたが，自家移植でも一般に長期寛解を得ることは難しく，また同種移植の成否は化学療法の感受性に加え，年齢や全身状態，臓器機能，ドナー条件など様々な要因により左右され，GVHD や生着不全，感染症などの独特のリスクも存在し，その恩恵を受けることのできる症例は限定的である．

## おわりに

　B 細胞性の急性リンパ性白血病や多発性骨髄腫においても様々な治療薬が登場し治療成績は向上しているが，既存の化学療法では依然難治性の症例が存在する．CAR-T 細胞療法はこうした難治性の B 細胞腫瘍に対し全く異なるメカニズムで治療効果を発揮する治療として大きく期待される治療であるが，既製の薬剤とは異なるため，各疾患において早期に適応を判断し最適のタイミングで治療が実施できるよう，治療と並行して準備を進めることが重要となる．

【参考文献】
1）Dunleavy K, Pittaluga S, Maeda LS, et al. Dose-adjusted EPOCH-rituximab therapy in primary mediastinal B-cell lymphoma. *N Engl J Med*. 2013; 368: 1408-1416.
2）Miyazaki K, Asano N, Yamada T, et al. DA-EPOCH-R combined with high-dose methotrexate in patients with newly diagnosed stage II-IV CD5-positive diffuse large B-cell lymphoma: a single-arm, open-label, phase II study. *Haematologica*. 2020; 105: 2308-2315.

3) Bartlett NL, Wilson WH, Jung SH, et al. Dose-adjusted EPOCH-R compared with R-CHOP as frontline therapy for diffuse large B-cell lymphoma: clinical outcomes of the phase III intergroup trial alliance/CALGB 50303. *J Clin Oncol*. 2019; 37: 1790-1799.

4) Ennishi D, Jiang A, Boyle M, et al. Double-hit gene expression signature defines a distinct subgroup of germinal center B-cell-like diffuse large B-cell lymphoma. *J Clin Oncol*. 2019; 37: 190-201.

5) Crump M, Neelapu SS, Farooq U, et al. Outcomes in refractory diffuse large B-cell lymphoma: results from the international SCHOLAR-1 study. *Blood*. 2017; 130: 1800-1808.

〈錦織桃子〉

## 1-1 ●造血器腫瘍における新規治療の必要性

# 3 < B 細胞腫瘍における新規治療

### ここがポイント

- ☑ B 細胞腫瘍においては二重特異性抗体などの新規薬剤の開発が進んでおり，近い将来実臨床に登場することが予想される
- ☑ CAR-T 細胞療法とこれらの新規薬剤は特徴が異なり，今後それぞれの最適な位置付けを検討していく必要がある

### はじめに

　B 細胞腫瘍に対しては国際的に様々な新規薬剤の開発が進められており，近い将来，実臨床で重要な役割を果たすことが期待される薬剤も複数存在する．

### ▶ 免疫チェックポイント阻害薬

　B 細胞腫瘍においては多くの免疫逃避機構が存在することが知られ，特に DLBCL では T 細胞に抗原を提示する MHC や共刺激分子である CD80・CD86，免疫細胞との接着に関わる CD58・CD54 などの分子の発現が低下することにより，免疫細胞の反応性が損なわれる異常が高頻度に存在する．そのため DLBCL に対しては，抑制性シグナルを遮断する免疫チェックポイント阻害薬の治療的意義は概して乏しいことが知られている．精巣や中枢神経原発の DLBCL，EBV 関連 DLBCL などの少数例で抗 PD-1 抗体の有効性を示した報告はあるものの，再発難治性 DLBCL に対して実施されたニボルマブの第 II 相試験における奏効割合は 10%，初回治療抵抗性症例での奏効割合はわずか 3% であったとされている．しかし，縦隔原発大細胞型 B 細胞リンパ腫（PMBCL）においては 9p24.1 領域の遺伝子増幅や染色体転座による PD-L1・PD-L2 の高発現が特徴的に認められ，PD-1 シグナルを介した免疫逃避が病態に深く関与することが推測されている．実際，再発難治性 PMBCL に対するペムブロリズマブの第 I - II 相試験において，全奏効割合 40 ～ 50% と例外的

に高い治療効果を認めたことが報告されている[1].

## ▶二重特異性抗体

　一方，二重特異性抗体は腫瘍細胞と免疫細胞を標的とする2種類の抗体が結合した構造を持ち，腫瘍細胞に対する免疫細胞の反応性を高めることを目的とした製剤である．T細胞のCD3を認識する二重特異性抗体の場合，抗体がCD3に結合することによりCD3のクロスリンクが生じ，生理的な免疫シナプスに類似する構造が細胞間に形成され，T細胞にシグナルを入れることができる．そのため，腫瘍細胞で必ずしもMHCが発現していなくても，T細胞を活性化し腫瘍細胞に対する免疫反応を惹起できることが示されている．このように二重特異性抗体はCAR-T細胞療法と同様，免疫関連分子欠失型の免疫逃避機構をある程度乗り越えられることが，DLBCL治療における重要な強みとなる．

　抗体作成技術の進歩と並行して様々な悪性腫瘍に対する二重特異性抗体の開発が進められているが，その中でも臨床応用が進んでいるのがB細胞腫瘍を標的とした薬剤である．ブリナツモマブは最も早く実臨床に登場した二重特異性抗体であり，現在再発難治性のB細胞性急性リンパ性白血病（B-ALL）の治療に用いられている．ブリナツモマブはCD19とCD3の単鎖抗体がリンカーで繋がった一本鎖ポリペプチドの構造をとり，腫瘍B細胞が結合していない時はT細胞シグナル伝達が誘導されないよう，CD3よりもCD19に対し高い親和性を持つよう設計されている．ブリナツモマブは微小残存病変を有するB-ALL症例の70〜80%で分子学的寛解をもたらし，またPh陽性ALLに対しても高い治療効果を発揮することが示されており，今後さらに早期の治療で使用されるようになる可能性がある．ブリナツモマブはFc領域を欠くために半減期が約1〜2時間と短く，持続静注で投与されるが，骨髄以外の腫瘍巣では薬剤濃度が上昇しにくいことが知られている．

　B細胞リンパ腫に対し開発が進められている新規の二重特異性抗体はヘテロダイマーの構造でFc領域を備えるものが主流となっており，半減期が長くなったことから短時間での静脈注射や皮下注射での投与が可能となり，リンパ腫の病巣にも到達しやすくなっている．現在CD20とCD3を標的とした二重特異性抗体である mosunetuzumab, glofitamab, odronextamab, epicortamab の臨床開発が国際的に進んでおり，それぞれDLBCLやFLを中心とする再発難治性のB細胞リンパ腫での有効性が示されつつある．また，難治性の多発性

JCOPY 498-22544

**表1** CAR-T 細胞と二重特異性抗体の比較

| | CAR-T 細胞 | 二重特異性抗体 |
|---|---|---|
| 細胞傷害メカニズム | perforin, granzyme B, Fas/Fas リガンド, TNF/TNFR | perforin, granzyme B |
| 生体内での移動 | 能動的 | 受動的 |
| 治療毒性 | サイトカイン放出症候群, 神経学的有害事象, B 細胞減少 | サイトカイン放出症候群, 神経学的有害事象, B 細胞減少 |
| 投与方法 | 単回投与 | 持続投与または反復投与 |
| 適用可能性 | 各患者より個別に作製 所定の製造期間を要する | 既製品 |
| 製造失敗 | 10%以下 | なし |
| 質の不均一性 | 一定の不均一性あり | なし |

3
B 細胞腫瘍における新規治療

骨髄腫に対し，GPRC5D と CD3 を標的とした二重特異性抗体である talquetamab の第 I 相試験が報告され，有害事象は 100％に認められたが大半は非重篤であり，半数以上の症例で very good partial response（VGPR）が得られたことが示されている[2]．こうした二重特異性抗体は B 細胞腫瘍に対する T 細胞免疫を活性化する点で CAR-T 細胞療法と作用機序や有害事象に共通点があるが，生物学的特徴や製造過程などには大きな違いがあり **表1**，実臨床における両製剤の位置付けはそれぞれの利点を生かして進んでいくものと考えられる．

また，抗 CD19 抗体である tafasitamab は，Fc 領域に S239D/I332E 置換を導入することで NK 細胞やマクロファージ，γδT 細胞が発現する Fcγ 受容体への結合が促進され，抗体依存性細胞傷害（ADCC）活性および抗体依存性細胞貪食（ADCP）活性が増強するよう設計された製剤である．再発難治性 DLBCL に対する単剤での奏効割合は 26％と限定的であったものの，奏効期間中央値は 20.1 か月と比較的長い傾向が示されている．さらに，1-3 レジメンの治療歴を持つ自家移植非適応の 81 症例が登録された tafasitamab とレナリドミド併用の第 II 相試験（L-MIND）では，全奏効割合 60％，CR 割合 43％，奏効期間中央値 21.1 か月と良好な結果が示され[3]，tafasitamab は米国食品医薬品局（FDA）にレナリドミドとの併用療法で自家移植非適応の再発難治性 DLBCL に適用が承認されている．現在さらに他の化学療法薬との併用療法が検討されているが，CD19 を標的とする tafasitamab が先の治療で使用された場合，以後の CAR-T 細胞療法の治療効果にどのように影響するかということにも注目が集まっている．

## ▶その他の新規治療薬

　さらに，抗 CD19 抗体に pyrrolobenzodiazepine（PBD）dimer cytotoxin が結合した抗体薬物複合体（ADC）である loncastuximab tesiline も治療開発が進んでいる．PBD は従来 ADC に用いられてきた MMAE などのペイロードの 50 ～ 100 倍の細胞殺傷作用を持ちながら，半減期が短く毒性も低く抑えられている．初回治療抵抗性や double-hit リンパ腫などのハイリスク症例を含む再発難治性 DLBCL 145 名が登録された単剤第 II 相試験（LOTIS-2）では，全奏効割合は 48.3%，CR 割合は 24.1%，奏効持続期間中央値は 10.3 か月であったことが報告されている[4]．本試験では CAR-T 細胞療法後再発の 13 名中 6 名で奏効が得られたことが報告されており[5]，CD19 が保持されている場合は CAR-T 細胞療法後にも奏効しうることが示唆されている．本剤も 2 レジメン以上の治療歴のある DLBCL に対し FDA に承認されている．

　一方，悪性リンパ腫の他病型に使用されるイブルチニブ，ベネトクラクス，ボリノスタット，レナリドミドなどの小分子化合物についても，難治性 DLBCL に対する単剤での有効性は限定的であるが，これらの新規治療薬との併用による相乗効果が期待され，再評価が進んでいる．

　今後これらの薬剤が実臨床において登場する際には CAR-T 細胞療法との優先順位や使い分けが議論されるようになるものと予想される．CAR-T 細胞療法やこれらの新規薬剤は画期的な治療効果が期待される一方，薬剤間で標的分子が重複することから，これらの分子の発現が保たれているうちにいかに質の高い寛解を得るかが治療戦略において重要となると推測される．

### 【参考文献】

1）Armand P, Rodig S, Melnichenko V, et al. Pembrolizumab in relapsed or refractory primary mediastinal large B-cell lymphoma. *J Clin Oncol*. 2019; 37: 3291-3299.
2）Chari A, Minnema MC, Berdeja JG, et al. Talquetamab, a T-cell-redirecting GPRC5D bispecific antibody for multiple myeloma. *N Engl J Med*. 2022; 387: 2232-2244.
3）Salles G, Duell J, González Barca E, et al. Tafasitamab plus lenalidomide in relapsed or refractory diffuse large B-cell lymphoma（L-MIND）: a multicentre, prospective, single-arm, phase 2 study. *Lancet Oncol*. 2020; 21: 978-988.
4）Caimi PF, Ai W, Alderuccio JP, et al. Loncastuximab tesirine in relapsed or refractory diffuse large B-cell lymphoma（LOTIS-2）: a multicentre, open-label, single-arm, phase 2 trial. *Lancet Oncol*. 2021; 22: 790-800.
5）Caimi PF, Ardeshna KM, Reid E, et al. The antiCD19 antibody drug immunoconjugate loncastuximab achieves responses in DLBCL relapsing after antiCD19 CAR-T cell therapy. *Clin Lymphoma Myeloma Leuk*. 2022; 22: e335-e339.

〈錦織桃子〉

JCOPY 498-22544

## 1-2 ● CAR-T の基本

# 1 CAR-T の構造とその作用機序

### ここがポイント

☑ キメラ抗原受容体（CAR）は，抗体の可変領域と T 細胞受容体の細胞内領域を遺伝子組み換え技術を用いて融合させた受容体である

☑ 遺伝子導入技術により CAR を細胞表面に発現させた T 細胞が CAR-T 細胞である

☑ CAR-T 細胞は腫瘍細胞を特異的に認識して，活性化・増殖して抗腫瘍効果を発揮できる

### はじめに

キメラ抗原受容体（CAR）T 細胞療法を用いた免疫療法は，特に B 細胞腫瘍（B 前駆細胞急性白血病，B 細胞リンパ腫，多発性骨髄腫）に対する劇的な効果により，急速に臨床応用が進んでおり，今後も様々な種類の腫瘍に対して応用されることが期待される．CAR-T 細胞療法が抗腫瘍効果を発揮し，ときとして重篤な有害事象をもたらすのは CAR の特徴的な構造と作用機序に原因がある．そこで，CAR-T 細胞の基本的な構造と作用機序について概説する．

### ▶キメラ抗原受容体（CAR）の構造と CAR-T 細胞

リンパ球は免疫機能の中枢を担う免疫細胞である．B 細胞と T 細胞はリンパ球の主要なメンバーであり，B 細胞は主に抗体を産生して液性免疫を担い，T 細胞は主に細胞性免疫を担い，直接に細胞を傷害する．キメラ抗原受容体（CAR）は B 細胞がつくる「抗体（B 細胞受容体）の可変領域（抗原結合部位）」と T 細胞が有する「T 細胞受容体の細胞内領域（シグナル領域）」を，遺伝子改変技術を用いて融合させた人工的な蛋白である 図1 ．由来の異なる分子を組み合わせて作成されることからキメラと呼ばれる．

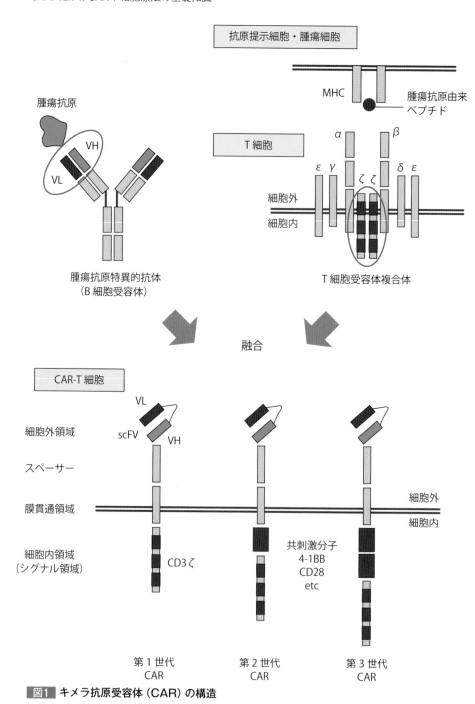

**図1** キメラ抗原受容体（CAR）の構造

## (1) 抗体 (B 細胞受容体)

　B 細胞のつくる抗体は B 細胞受容体とも呼ばれ, 可変領域 (抗原結合部位) を介して特定の抗原を特異的に認識して強固に結合することができる. 抗体は重鎖と軽鎖から成るが, 体内には多種多様な B 細胞クローンが存在して, それぞれの B 細胞クローンが異なる可変領域 (重鎖では VH, 軽鎖では VL) を有している. 抗体の特異的で強固な結合を利用して, 腫瘍に特徴的な抗原に対する抗体が医薬品として既に幅広く用いられている. 例えば, B 細胞リンパ腫の治療にひろく用いられているリツキシマブは, CD20 抗原と呼ばれる蛋白に対する抗体で, CD20 をもつ腫瘍細胞 (B 細胞リンパ腫など) を特異的に認識して抗腫瘍効果を示す. 抗体医薬品は, 体内に投与されると一定期間で分解されてしまうことから, 投与されて時間がたつと抗腫瘍効果が失われること, また抗体単独では T 細胞などの免疫細胞を活性化する力が弱いため, 抗腫瘍効果が不十分な場合が少なくないという弱点がある.

## (2) T 細胞受容体

　一方, T 細胞が細胞表面に発現する T 細胞受容体は, 細胞外から刺激を受けとると細胞内領域 (CD3 ζ) にシグナルが伝わり, 様々な細胞内シグナル経路を活性化して, T 細胞の増殖と免疫応答を強力に誘導できる. また T 細胞が体内で生存する限りその効果が持続する. したがって, 腫瘍に対して特異的に反応する T 細胞受容体をもつ T 細胞を得ることができれば, 強力かつ持続的な抗腫瘍効果が期待できる. このような考えのもと, 体外で腫瘍特異的な T 細胞を培養増殖して体内に投与する免疫療法や, 腫瘍特異的な T 細胞活性化をもたらし得る抗原提示細胞を投与する治療法が開発され一定の効果をあげてきた. しかし, 腫瘍特異的な T 細胞を短時間に効率よく活性化させることは困難であった. その背景には, T 細胞受容体を介して T 細胞の活性化を生じさせるには, T 細胞と抗原だけでは十分でなく, 主要組織適合性複合体 (MHC) を介して抗原提示細胞が抗原を T 細胞に提示するという, T 細胞受容体の抗原認識過程の複雑さがある.

## (3) キメラ抗原受容体 (CAR)

　そこで, B 細胞受容体と T 細胞受容体の双方の強みを生かすべく, 開発されたのが CAR で, CAR は抗体の可変領域と T 細胞受容体の細胞内領域を遺伝子改変技術により融合した抗原受容体である[1]. CAR は, 抗体の抗原結合部位のもつ高い抗原結合能力と, T 細胞受容体の細胞内領域が T 細胞自身にもたらす強力で持続的な免疫誘導能力という両者の良い点を併せ持つことで強力な効果が期待できる. CAR の抗原結合部位は抗体の可変領域 (重鎖可変領域 VH と軽

鎖可変領域 VL)に由来し，腫瘍細胞が発現する表面抗原を認識するモノクローナル抗体可変領域から VH と VL を直列に結合させた単鎖ペプチド scFV（single chain FV）が作成される．CAR の細胞内領域は T 細胞受容体 CD3 ζ に由来する．また，スペーサー領域，膜貫通領域，細胞内領域の工夫によって，T 細胞の活性化の程度や CAR-T 細胞が体内で維持される期間が変化する 図1 ．

　初期に開発された CAR は抗体の抗原結合部位と T 細胞受容体の細胞内領域を結合させたシンプルな構造（第 1 世代）を有していた．T 細胞の活性化には T 細胞受容体からの直接的なシグナルに加えて，共刺激分子からの副シグナルが重要であることが知られている．実際，第 1 世代 CAR では抗腫瘍免疫効果が限定的であることがわかってきた．そこで CAR に共刺激分子を組み込んだ第 2 世代，さらに複数の共刺激分子を組み込んだ第 3 世代 CAR が開発されている．代表的な共刺激分子として CD28 や 4-1BB が用いられている[2,3]．

## ▶CAR-T 細胞の作用機序

　T 細胞に，レンチウイルスやレトロウイルスを利用した遺伝子導入技術を用いて CAR を発現させた細胞が CAR-T 細胞である．現在，臨床に用いられている CAR-T 細胞製剤では，患者自身から取り出した自家 T 細胞が原料として用いられている．

### (1) 作用機序

　CAR-T 細胞の表面に発現した CAR 分子は，細胞外の抗原結合部位を介して腫瘍細胞の抗原（CD19 や BCMA など）と結合する．すると CAR 細胞内領域を介して CAR-T 細胞内に活性化シグナルが伝達され，細胞傷害性分子の放出等を介して腫瘍細胞を傷害する．さらに CAR-T 細胞自身も活発に増殖することで，抗腫瘍効果が飛躍的に高められる．このように，抗体の高い特異性をもって活性化され，T 細胞の高い細胞傷害活性と増殖力をもって，腫瘍細胞を攻撃することができる 図2 ．初期に開発された第 1 世代の CAR では，臨床的な治療効果は明瞭でなかった．その背景には，CAR 刺激単独では T 細胞の活性化が不十分なこと，また CAR-T 細胞自身がアポトーシスによって除去される仕組みが存在することがある．T 細胞は T 細胞受容体と共刺激分子の両者からの刺激によって活性化が調節されることが知られるようになっており，共刺激分子が組み込まれた CAR が臨床で用いられている．現在臨床で使われている第 2 世代 CAR では，共刺激分子として CD28 や 4-1BB が用いられている．CD28 は寛解導入の迅速性に優れていると考えられているが，4-1BB は長期間

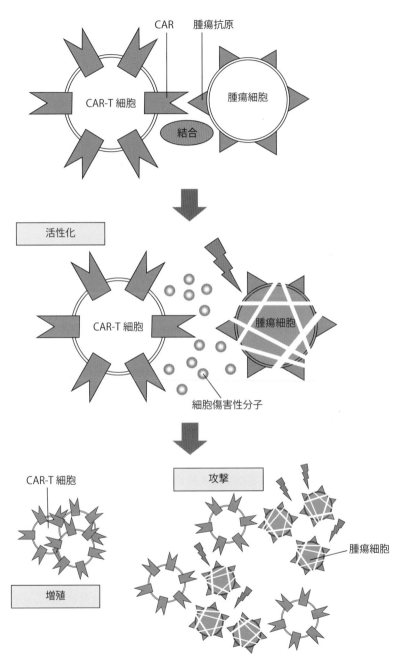

**図2** キメラ抗原受容体（CAR）T 細胞の作用機序

にわたり CAR-T 細胞を体内に維持できると考えられている. 共刺激分子としては, これら以外にも OX40, ICOS など複数が知られており, 最適な共刺激分子やその組み合わせが模索されている.

## (2) CAR-T 細胞の特徴に起因する副作用と耐性

CAR-T 細胞の活性化と増殖は高い治療効果を発揮する一方で, その過程で他の免疫細胞を活性化する生理的物質 (サイトカイン) を大量に産生するため, サイトカイン放出症候群 (CRS) などの特有の副作用につながる. また, CAR-T 細胞の標的は通常は, 腫瘍細胞に特異的に発現し, 正常組織には発現しない抗原が選択されている. しかし, このような理想的な抗原は稀である. 実際, CD19 標的 CAR-T 細胞の臨床的な成功は CD19 発現が B 細胞以外に発現していないことに支えられているが, CD19 は正常 B 細胞にも発現しているため, CAR-T 細胞投与後には正常 B 細胞と, B 細胞から分化する形質細胞が駆逐され, 正常な抗体産生能が損なわれるため, ガンマグロブリン補充が必要になる.

CAR-T 細胞療法の治療効果は, 腫瘍細胞が標的抗原を細胞表面に発現していることが前提となっている. 腫瘍細胞のなかに CAR-T 治療前から標的抗原の発現が弱い集団が含まれる症例や, CAR-T 細胞投与後に genetic また epigenetic な変化によって標的抗原を発現しない腫瘍細胞の集団が生じる症例があり, CAR-T 細胞療法に対する耐性機序の 1 つとなっている[4]. また原料となる自家 T 細胞自体に活性化される能力が損なわれている症例では, CAR 導入が困難である場合や, 投与後に有効な免疫反応が得られないことがある[5].

## おわりに

CAR-T 細胞療法は, B 細胞受容体と T 細胞受容体を, 分子生物学的手法を用いて組み合わせることによって, B 細胞と T 細胞のもつ長所を生かして, 強力な効果をもたらす免疫療法であり, 高い臨床効果が発揮される. 一方で, CAR は, その構造に起因する課題として, ① CRS などの強力な免疫活性化に起因する有害事象があること, ②標的抗原欠失による治療耐性があること, ③ CAR-T 細胞が体内で十分に力を発揮できないことが挙げられる. これらに対して, CAR 構造の修飾や, 標的抗原の組み合わせなどの検討が進められている. また現在の市販製品は原料に自家 T 細胞が用いられているが, 製造期間短縮や均一な品質を目指して, 健常ドナーから取り出した同種 T 細胞や iPS 細胞から作出された T 細胞を用いた CAR-T 細胞製剤 (off-the-shelf 製剤) の研究も進められている[6,7].

JCOPY 498-22544

**【参考文献】**

1) Gross G, Waks T, Eshhar Z. Expression of immunoglobulin-T-cell receptor chimeric molecules as functional receptors with antibody-type specificity. *Proc Natl Acad Sci U S A*. 1989; 86 (24): 10024-10028.

2) Maher J, Brentjens RJ, Gunset G, et al. Human T-lymphocyte cytotoxicity and proliferation directed by a single chimeric TCRzeta /CD28 receptor. *Nat Biotechnol*. 2002; 20 (1): 70-75.

3) Imai C, Mihara K, Andreansky M, et al. Chimeric receptors with 4-1BB signaling capacity provoke potent cytotoxicity against acute lymphoblastic leukemia. *Leukemia*. 2004; 18 (4): 676-684.

4) Majzner RG, Mackall CL. Tumor antigen escape from CAR T-cell therapy. *Cancer Discov*. 2018; 8 (10): 1219-1226.

5) Fraietta JA, Lacey SF, Orlando EJ, et al. Determinants of response and resistance to CD19 chimeric antigen receptor (CAR) T cell therapy of chronic lymphocytic leukemia. *Nat Med*. 2018; 24 (5): 563-571.

6) Valton J, Guyot V, Marechal A, et al. A multidrug-resistant engineered CAR T cell for allogeneic combination immunotherapy. *Mol Ther*. 2015; 23 (9): 1507-1518.

7) Iriguchi S, Kaneko S. Toward the development of true "off-the-shelf" synthetic T-cell immunotherapy. *Cancer Sci*. 2019; 110 (1): 16-22.

〈城 友泰〉

1 CAR-Tの構造とその作用機序

## 1-2 ● CAR-T の基本

# 2 < CAR-T 臨床応用の歴史

### ここがポイント

- ☑ 1980 年代後半にキメラ抗原受容体（CAR）の初期の技術が開発された
- ☑ 改良された CAR-T 細胞療法は顕著な臨床効果を示し，2017 年に米国で初承認された
- ☑ 本邦でも既に，CD19 や BCMA を標的とする CAR-T 細胞製剤が，保険承認されている

### はじめに

　従来，悪性腫瘍に対する治療は切除，化学療法，放射線治療の 3 本の柱から成っていたが，これら治療に抵抗性の悪性腫瘍患者の予後は不良であった．免疫療法は，これら治療とは作用機序や毒性スペクトラムが異なることから，第 4 の治療として期待されてきたが，高い確率をもって治療効果に直結するような治療法の開発には長い時間を要した．キメラ抗原受容体（CAR）T 細胞療法は免疫チェックポイント阻害薬とともに，治療抵抗性の腫瘍に対して劇的な治療効果が報告され，これまでの腫瘍に対する治療のパラダイムを大きく変化させてきた．ここでは，CAR-T 細胞療法の開発と臨床応用の歴史について概説する．

### ▶CAR 開発以前の免疫療法

　免疫系は生体内に存在する物質（自己）と存在しない物質（非自己）を識別して，非自己を排除する機構である．感染症などと同様に，腫瘍に対しても免疫応答がはたらく可能性が古くから経験的に知られていた．最初に報告したのは米国の外科医 WB Coley と言われている **図1** ．Coley は，肉腫の患者で丹毒感染後に腫瘍が退縮した観察をもとに，1891 年に咽頭腫瘍の患者に意図的に丹毒に感染させる治療を行い治療効果があったとしている．その後，死菌の混合

|  | CAR-T 細胞療法 |  | その他のがん免疫療法 |
|---|---|---|---|
| 1900<br>︙<br>1950 |  | 1890s | Coley's toxin |
| 1960 |  | 1960s | がん免疫監視機構説（Burnet） |
| 1970 |  | 1970s | モノクローナル抗体技術 |
| 1980 |  | 1980s | インターフェロン治療 |
| 1990 | 1989　CAR を発現する effector T cell の報告 | 1990s | リツキシマブ（CD20 モノクローナル<br>抗体）<br>樹状細胞を用いた免疫療法の開発 /<br>免疫チェックポイント阻害薬の開発 |
|  | 1993　第 1 世代 CAR の first-in-human 試験<br>（臨床的効果は示されず） |  |  |
| 2000 | 2003　第 2 世代 CAR の登場：<br>マウスで CD19 CAR の有効性 | 2001 | リツキシマブが本邦で承認 |
| 2010 | 2011　CD19 CAR の慢性リンパ性白血病<br>への臨床的効果が報告 |  |  |
|  | 2013　CD19 標的 CAR の小児 B-ALL への<br>臨床的効果が報告 | 2014 | ニボルマブ（抗 PD-1 抗体）が<br>本邦で承認 |
|  | 2017　r/r B-ALL に対して tisa-cel が<br>FDA に承認 |  |  |
|  | 2018　r/r DLBCL に対して axi-cel が<br>FDA に承認 |  |  |
|  | 2019　本邦初の CAR-T 承認（tisa-cel）<br>r/r B-ALL および DLBCL |  |  |
| 2020 | 2021　axi-cel，liso-cel が本邦で承認 |  |  |
|  | 2022　BCMA を標的とする ide-cel，<br>cilta-cel が本邦で承認 |  |  |

**図1　がん免疫療法と CAR-T 細胞療法の歴史**

略語: axi-cel, axicabtagene ciloleucel; B-ALL, B-precursor acute lymphoblastic leukemia; BCMA, B-cell maturation antigen; CAR, chimeric antigen receptor; cilta-cel, ciltacabtagene autoleucel; DLBCL, diffuse large B-cell lymphoma; FDA, Food and Drug Administration; ide-cel, idecabtagene vicleucel; liso-cel, lisocabtagene maraleucel; r/r, relapsed or refractory; tisa-cel, tisagenlecleucel.

物 Coley's toxin を開発した[1]．臨床的に悪性腫瘍に対して免疫応答を利用した治療を行う初期の試みである．

　その後，基礎的な免疫学研究が進み 1960 年代になって，FM Burnet らによって「生体内で細胞に遺伝子変異が引き起こされ，異常細胞が出現するが，これらの異常細胞は免疫により認識・排除される」という，がん免疫監視機構説が提唱された[2]．

　免疫学の理論に基づいた免疫療法がその後次々と開発されてきた．1970 年代にはハイブリドーマ技術が確立され，モノクローナル抗体が登場した．モノク

2<br>C<br>A<br>R-T<br>臨<br>床<br>応<br>用<br>の<br>歴<br>史

ローナル抗体を用いた治療は，その後 CD20 に対するリツキシマブをはじめ既に広くがん治療に用いられている．1980 年代になるとインターフェロンγや IL-2 などの免疫を賦活するサイトカインを用いた治療が応用された．

さらに液性因子を投与するだけでなく，免疫細胞そのものを投与する治療も考案された．例えば樹状細胞は T 細胞に抗原提示することで，抗原特異的に強力な免疫応答を誘導することができるが，この樹状細胞の機能を利用した治療が試みられている．患者から単球を採取して，体外で成熟樹状細胞に分化させるとともに，腫瘍抗原を取り込ませてから体内に投与することで，腫瘍特異的な T 細胞活性化を誘導する免疫療法が 1990 年代から開発された[3]．一部の症例では顕著な効果が得られるものの，全体としては高い奏効率を発揮するまでには至っていない．

T 細胞は T 細胞受容体からのシグナルだけでなく，副シグナルが同時に入ることで活性化されて免疫応答の強さの程度が決まることが明らかになった．1990 年代には，副シグナルをもたらす分子には，T 細胞活性化を増強する共刺激分子だけではなく，活性化を抑制する抑制性分子（免疫チェックポイント）が存在することが Honjo T, Allison JP それぞれのグループによって明らかにされた[4,5]．すなわち免疫チェックポイント分子 PD-1，CTLA-4 の発見であり，これらの抑制性分子を阻害することで免疫活性化を増強するというコンセプトのもとに開発されたニボルマブなどの免疫チェックポイント阻害薬は，悪性腫瘍に対する免疫治療の可能性を大きく高め，すでに臨床で広く用いられている．

## ▶CAR の初期開発

T 細胞受容体を介した T 細胞の活性化には，抗原と T 細胞受容体だけでは不十分で，抗原提示細胞が主要組織適合性複合体（MHC）を介して抗原を提示する巧妙な機構が備わっており，抗原特異的な T 細胞活性化を用いて抗腫瘍効果を得ることが従来は難しかった．このような問題を解決するべく，1980 年代から遺伝子的に改変した T 細胞受容体を作成する試みがなされた．1989 年に，イスラエルの Weizmann 研究所の Eshhar Z らが，抗体の可変部位（抗原結合部位）と T 細胞受容体の定常部位（細胞内領域）を融合させたキメラ分子をマウス T 細胞に強制発現させたところ，この T 細胞は，MHC 分子や抗原提示細胞なしに抗原特異的な T 細胞の活性化と標的細胞傷害をもたらすことを報告した[6]．この手法によって，抗原特異的な抗体があれば，任意の腫瘍抗原に対して抗原特異的な T 細胞活性化を誘導できることが示唆され，最初の

CAR-T 細胞療法の概念が確立された.

こうして作成された第 1 世代 CAR は試験管内やマウスモデルにおいては良好な抗腫瘍効果を示したものの, ヒトの固形腫瘍を対象として実施された臨床試験においては, 十分な効果を示すことができなかった[7,8].

## ▶CAR の改良

第 1 世代 CAR で十分な臨床的効果が得られなかった原因の一つとして, 共刺激分子からの副シグナルが不在であることが推察された. 実際に, 腫瘍細胞では共刺激分子の発現が, しばしば低下しており, そのため CAR-T 細胞への活性化シグナルが減弱して, CAR-T 細胞の生体での増殖や維持, 抗腫瘍効果が十分でない可能性が示唆された. そこで, CAR の構造に, 共刺激分子を組み込んでシグナルを増強させた第 2 世代 CAR が開発された[9,10]. 共刺激分子としては, CD28, 4-1BB, OX40, CD27 などが知られているが, 現在, 市販されている製剤で採用されている CAR では, CD28 もしくは 4-1BB が用いられている. さらに, これら共刺激分子の複数を組み合わせた第 3 世代 CAR が開発されている.

## ▶B 細胞腫瘍に対する CD19 標的 CAR-T 細胞療法の開発

前述のとおり CAR の構造に関する改良と並行して, 標的抗原の探索も進められてきた. CAR-T 細胞の抗原認識は MHC (ヒトではヒト白血球抗原 [HLA]) に依存しないため, 細胞表面に発現している抗原なら糖鎖や糖脂質も含めてあらゆる抗原が応用可能である. 一方で, 抗原が腫瘍だけでなく正常細胞にも発現する場合には, CAR-T 細胞の強い活性ゆえに重篤な有害事象が出現することが懸念された.

様々な抗原のなかで, CD19 は B 細胞に特異的に発現し, B 細胞腫瘍に広く発現する. 正常 B 細胞にも発現するが, 幸い正常 B 細胞が枯渇しても, ガンマグロブリン製剤を投与することで, その機能の一部を補うことができる. 2010 年以降に CD19 陽性の B 細胞腫瘍に対する CD19 CAR-T 細胞療法の臨床試験の結果が, Pennsylvania 大学[11], Memorial Sloan Kettering Cancer Center[12], 米国 National Cancer Institute[13] の 3 つのグループから, 次々と報告された. 従来治療では 1 年予後が極めて限られていた B 細胞性急性リンパ芽球性白血病 (B-ALL) や, びまん性大細胞型 B 細胞リンパ腫 (DLBCL) において

も，高い確度で寛解を導入して，少なくとも一部症例では長期寛解を維持できることが報告された．CAR-T 細胞のもつ可能性についての象徴的な事例として，当時 7 歳の B-ALL 症例（Emily Whitehead）がある．彼女は 2 回の再発を経験し，一時はホスピスでの緩和医療への移行が検討されていたが，Philadelphia 小児病院で当時実施されていた臨床試験に参加して CD19 標的 CAR-T 細胞が投与され，長期の寛解が得られたことが報道され[14]，CAR-T 細胞療法への期待が高まった．

CAR-T 細胞療法は高い有効性を示す一方で，従来治療には見られない特徴的な副作用もきたすことが知られている．すなわち，サイトカイン放出症候群（CRS）や，神経症状，遷延性骨髄抑制などである．CAR-T 細胞療法の普及には，これらの有害事象への対応プロトコールの洗練も重要であった．また病院と CAR-T 細胞製造所間の細胞の運輸や保管（logistics）の整備も必要であった．これらの課題をクリアして実施された国際多施設共同試験において，CD19 標的 CAR-T 細胞療法は，有害事象の多くは対処可能なことが示され，良好な治療成績が再現された[15-18]．それらの結果を受けて，2017 年に再発難治性 B-ALL に対して tisagenlecleucel（チサゲンレクルユーセル）が米国で承認されたのを皮切りに，複数の製剤が多くの国と地域で承認されるに至った．

## ▶その他の標的抗原に対する CAR の開発

CD19 以外の抗原を標的とした CAR として，多発性骨髄腫を対象に B 細胞成熟抗原（BCMA）に対する CAR-T 細胞療法の開発がすすみ，すでに idecabtagene vicleucel と ciltacabtagene autoleucel の 2 製剤が本邦でも再発難治性多発性骨髄腫に対して承認されている．また本邦からは大阪大学のグループが，多発性骨髄腫細胞ではインテグリン β 7 が活性型構造をとっていることを見出し，これに着目して活性型構造インテグリン β 7 に対する CAR-T を開発し[19]，臨床試験を実施している（jRCT2033200278）．

急性骨髄性白血病に対しても CAR-T 細胞療法の開発が進められているが，骨髄性腫瘍では，①腫瘍細胞における標的抗原の発現が弱い，②標的抗原が正常造血細胞にも発現しており高度の骨髄抑制が起こり得るといった課題があり，それを克服するべく様々な抗原に対する CAR-T 細胞療法の開発の取り組みがなされている．

固形腫瘍に対する CAR-T 細胞療法については小児神経芽腫に対する GD2 CAR-T 細胞療法や，肉腫に対する HER2 CAR-T 細胞療法，肝細胞がんを含

む GPC3 発現進行性固形がんに対する CAR-T 細胞療法の開発が進められてい
る[20]．固形腫瘍に対する CAR-T 細胞療法の効果がこれまでのところ限定的で
ある背景には，固形腫瘍では，腫瘍の局在や物理的な障壁，異常腫瘍血管など
により腫瘍組織に到達できる CAR-T 細胞がわずかであることに加えて，腫瘍
微小環境において免疫抑制因子が産生されることや，抑制性免疫細胞が存在し
て CAR-T 細胞の機能を阻害することなどが想定されている．

## おわりに

現在の CAR-T 細胞療法は，大きな可能性をもつ治療であるが，課題も有し
ており，①対象疾患の拡大，②耐性克服，③副作用の制御について，基礎的な
方面と臨床的な方面の両方から活発に研究が進められている．免疫学の基礎的
な知見の集積と遺伝子編集技術の発達とが組み合わさり，より広い疾患に対し
て高い治療効果と低い副作用とを両立した CAR-T 細胞療法の開発が進むこと
が期待される．

### 【参考文献】

1) Coley W. The treatment of m alignant tum ors by repeated inoculations of erysipelas:
   With a report of ten original cases. *Practitioner*. 1909; 83: 589–613.
2) Burnet FM. Immunological aspects of malignant disease. *Lancet*. 1967; 1 (7501):
   1171–1174.
3) Anguille S, Smits EL, Lion E, et al. Clinical use of dendritic cells for cancer therapy.
   *Lancet Oncol*. 2014; 15 (7): e257–267.
4) Ishida Y, Agata Y, Shibahara K, et al. Induced expression of PD–1, a novel member of
   the immunoglobulin gene superfamily, upon programmed cell death. *EMBO J*. 1992;
   11 (11): 3887–3895.
5) Leach DR, Krummel MF, Allison JP. Enhancement of antitumor immunity by CTLA–
   4 blockade. *Science*. 1996; 271 (5256): 1734–1736.
6) Gross G, Waks T, Eshhar Z. Expression of immunoglobulin–T–cell receptor chimeric
   molecules as functional receptors with antibody–type specificity. *Proc Natl Acad Sci U S
   A*. 1989; 86 (24): 10024–10028.
7) Kershaw MH, Westwood JA, Parker LL, et al. A phase I study on adoptive immuno-
   therapy using gene–modified T cells for ovarian cancer. *Clin Cancer Res*. 2006; 12 (20
   Pt 1): 6106–6115.
8) Lamers CH, Sleijfer S, Vulto AG, et al. Treatment of metastatic renal cell carcinoma
   with autologous T–lymphocytes genetically retargeted against carbonic anhydrase IX:
   first clinical experience. *J Clin Oncol*. 2006; 24 (13): e20–22.
9) Maher J, Brentjens RJ, Gunset G, et al. Human T–lymphocyte cytotoxicity and prolif-
   eration directed by a single chimeric TCRzeta /CD28 receptor. *Nat Biotechnol*. 2002;
   20 (1): 70–75.
10) Imai C, Mihara K, Andreansky M, et al. Chimeric receptors with 4–1BB signaling ca-

pacity provoke potent cytotoxicity against acute lymphoblastic leukemia. *Leukemia*. 2004; 18 (4): 676-684.

11) Maude SL, Frey N, Shaw PA, et al. Chimeric antigen receptor T cells for sustained remissions in leukemia. *N Engl J Med*. 2014; 371 (16): 1507-1517.

12) Davila ML, Riviere I, Wang X, et al. Efficacy and toxicity management of 19-28z CAR T cell therapy in B cell acute lymphoblastic leukemia. *Sci Transl Med*. 2014; 6 (224): 224ra225.

13) Lee DW, Kochenderfer JN, Stetler-Stevenson M, et al. T cells expressing CD19 chimeric antigen receptors for acute lymphoblastic leukaemia in children and young adults: a phase 1 dose-escalation trial. *Lancet*. 2015; 385 (9967): 517-528.

14) Emily Whitehead Foundation. https://emilywhiteheadfoundation.org (最終閲覧 2023 年 5 月 15 日)

15) Maude SL, Laetsch TW, Buechner J, et al. Tisagenlecleucel in children and young adults with B-cell lymphoblastic leukemia. *N Engl J Med*. 2018; 378 (5): 439-448.

16) Locke FL, Ghobadi A, Jacobson CA, et al. Long-term safety and activity of axicabtagene ciloleucel in refractory large B-cell lymphoma (ZUMA-1): a single-arm, multicentre, phase 1-2 trial. *Lancet Oncol*. 2019; 20 (1): 31-42.

17) Schuster SJ, Bishop MR, Tam CS, et al. Tisagenlecleucel in adult relapsed or refractory diffuse large B-cell lymphoma. *N Engl J Med*. 2019; 380 (1): 45-56.

18) Abramson JS, Palomba ML, Gordon LI, et al. Lisocabtagene maraleucel for patients with relapsed or refractory large B-cell lymphomas (TRANSCEND NHL 001): a multicentre seamless design study. *Lancet*. 2020; 396 (10254): 839-852.

19) Hosen N, Matsunaga Y, Hasegawa K, et al. The activated conformation of integrin $\beta_7$ is a novel multiple myeloma-specific target for CAR T cell therapy. *Nat Med*. 2017; 23 (12): 1436-1443.

20) Hou AJ, Chen LC, Chen YY. Navigating CAR-T cells through the solid-tumour microenvironment. *Nat Rev Drug Discov*. 2021; 20 (7): 531-550.

〈城 友泰〉

1-2 ● CAR-T の基本

# 3 保険診療で使用可能な製剤とその特徴

- ☑ 2022 年 12 月現在，保険診療で使用可能な CAR-T 製剤は，CD19 標的製剤が 3 製剤，BCMA 標的製剤が 2 製剤ある
- ☑ 製剤ごとに，CAR の構造や CAR-T 細胞製造工程が異なる
- ☑ 各製剤には，適応疾患やリンパ球採取から輸注までの運用面に特徴がある

## はじめに

　初期に開発された第 1 世代 CAR-T 細胞療法は十分な臨床的効果が得られなかった．その後，共刺激分子の応用など CAR の改良が行われ，特に 2010 年代からは CD19 を標的とした CAR-T 細胞療法の再発難治性 B 細胞腫瘍に対する臨床試験が次々と進められ，有望な成績が報告され，最初の CAR の基礎的報告から約 30 年の時を経て 2017 年にアメリカ食品医薬品局（FDA）に承認された．その後，本邦でも 2019 年に初めての CAR-T 細胞製剤が承認され，2022 年までに CD19，BCMA を標的とする製剤が計 5 種類承認されている．ここでは，本邦の保険診療で使用可能な CAR-T 製剤について概説する．

## ▶CD19 を標的とする CAR-T 細胞療法

　CD19 は，正常な B 細胞分画でも普遍的に発現がみられる B 細胞受容体の補助分子で，他の細胞種にはほとんど発現がみられず，かつ B 細胞性白血病やリンパ腫に高率に発現していることから，CAR-T 細胞療法の標的として早くから注目されていた．CD19 を標的とした CAR-T 細胞療法を用いた臨床試験が 2010 年以降に実施され，再発難治性 B 細胞腫瘍に対する革新的な治療効果が報告され，2022 年までに本邦でも既に 3 製剤が承認されている．各々が CAR の構造や製造工程に特徴があり，また各製剤の臨床試験における対象疾患によって現在の保険対象の疾患が少しずつ異なる．各製剤の特徴について記

載する **表1** .

### 表1 CD19 標的 CAR-T 細胞療法の比較

| | Tisa-cel<br>キムリア® | Axi-cel<br>イエスカルタ® | Liso-cel<br>ブレヤンジ® |
|---|---|---|---|
| CD19 結合部位 | FMC63 | FMC63 | FMC63 |
| スペーサー<br>膜貫通領域 | CD8a | CD28 | CD28 |
| 共刺激分子 | 4-1BB | CD28 | 4-1BB |
| 細胞内領域<br>(シグナル領域) | CD3ζ | CD3ζ | CD3ζ |
| 遺伝子導入 | レンチウイルス | レトロウイルス | レンチウイルス<br>CD4：CD8＝1：1 |
| 適応疾患 | 再発又は難治性<br>B-ALL (CD19+)<br>DLBCL, tFL<br>FL | 再発又は難治性<br>DLBCL<br>PMBL<br>tFL<br>HGBL | 再発又は難治性<br>DLBCL<br>PMBL<br>形質転換低悪性度 NHL<br>FL, HGBL |
| 臨床試験 | ELIANA<br>(N Engl J Med 2018[2])<br>JULIET<br>(N Engl J Med 2019[4]) | ZUMA-1<br>(Lancet Oncol 2019[8]) | TRANSCEND NHL 001<br>(Lancet 2020[9]) |
| 有効性 | <ELIANA> N=75<br>CR: 81%<br>EFS 12mo: 50%<br>OS 12mo: 76%<br><JULIET> N=93<br>ORR: 52%<br>CR: 40%<br>OS 12mo: 49% | N=108<br>ORR: 83%<br>CR: 58%<br>OS 24mo: 50.5% | N=256<br>ORR: 73%<br>CR: 53%<br>Median OS: 21.1mo |
| 有害事象 | <ELIANA><br>CRS, grade≧3: 46%<br>ICANS, grade≧3: 13%<br><JULIET><br>CRS, grade≧3: 22%<br>ICANS, grade≧3: 12% | CRS, grade≧3: 11%<br>ICANS, grade≧3: 32% | CRS, grade≧3: 2%<br>ICANS, grade≧3: 10% |

略語: axi-cel, axicabtagene ciloleucel; B-ALL, B-precursor acute lymphoblastic leukemia; CR, complete response; CRS, cytokine releasing syndrome; DLBCL, diffuse large B-cell lymphoma; EFS, event free survival; FL, follicular lymphoma; HGBL, high-grade B-cell lymphoma; ICANS, immune effector cell-associated neurotoxicity syndrome; liso-cel, lisocabtagene maraleucel; NHL, non-Hodgkin lymphoma; ORR, objective response rate; OS, overall survival; PMBL, primary mediastinal large B-cell lymphoma; tFL, transformed FL; tisa-cel, tisagenlecleucel.

JCOPY 498-22544

## (1) チサゲンレクルユーセル (Tisagenlecleucel ; Tisa-cel, キムリア®)

　世界に先駆けて, Pennsylvania 大学のグループが開発した製剤で, 後にチサゲンレクルユーセル（開発コード CTL019, 商品名キムリア®）としてノバルティス社が製品化に向けた開発を行った. CAR には, 抗原結合部位としてマウス抗ヒト CD19 モノクローナル抗体 FMC63 由来の一本鎖抗体（scFV）と共刺激分子として 4-1BB が含まれる.

　小児と成人の再発難治性 B-ALL を対象とした臨床試験で高い有効性が示され[1], 日本を含む世界 25 施設が参加する国際多施設共同第 II 相試験（ELIANA 試験）が実施され, 再発難治性 75 例の完全寛解（CR）率が 81%, 投与後 12 か月での無イベント生存率（EFS）が 50%, 全生存率（OS）が 76%であった[2]. Grade 3 以上の CRS は 46%に, grade 3 以上の神経学的有害事象は 13%に認められた. これらの成績を受けて, tisa-cel は 2017 年 8 月に FDA によって, 25 歳以下の再発難治性 B-ALL を対象に世界初の CAR-T 細胞製剤として承認された.

　さらに, 再発難治性びまん性大細胞型 B 細胞リンパ腫（DLBCL）と濾胞性リンパ腫(FL)に対する, 米国単一施設での tisa-cel の第 IIa 相試験が実施され, 成人 28 例の CR 率が 57%（DLBCL14 例のうち 43%, FL14 例のうち 71%）であった[3]. その後, 日本を含む国際多施設共同第 II 相試験（JULIET 試験）が実施され, 再発難治性 DLBCL 93 例について CR 率が 40%で, 投与 12 か月時点での OS が 49%であった[4]. Grade 3 以上の CRS は 22%, grade 3 以上の神経学的有害事象は 12%に認められた. 以上の結果をもとに, 2018 年 5 月に FDA により再発難治性 DLBCL, 高悪性度 B 細胞リンパ腫（HGBL）, 濾胞性リンパ腫から形質転換した DLBCL（tFL）への適応拡大が承認された. 本邦では, 2019 年 3 月に再発又は難治性 B-ALL, DLBCL を対象に承認された. その後, 再発又は難治性の濾胞性リンパ腫に対する国際共同第 II 相試験（ELARA 試験）の結果[5]に基づいて, 2022 年 8 月に本邦でも同対象にも適応が拡大された.

　Tisa-cel は, 運用面について他の CAR-T 製剤と異なり, アフェレーシス産物の規格基準の項目に, 採取された CD3 陽性細胞数の規格値が含まれることから, 院内での CD3 陽性細胞数測定が必要で, また規格数の CD3 陽性細胞数を採取するべくアフェレーシス計画の適正化が必要である. さらに, tisa-cel ではアフェレーシス産物出荷前に, 院内での凍結のための保存液注入と, プログラムフリーザーを用いて温度管理を伴った凍結操作が必要で, 凍結保存したアフェレーシス産物をドライシッパーで出荷する. そのため, アフェレーシス

産物の処理と凍結保存に必要な環境および設備と，それに係る手順書の整備，そして操作に熟練したスタッフの育成が必要である．一方で，病院内においてアフェレーシス産物を長期間（30 か月）保存することができるため，患者病状に応じてアフェレーシス計画を柔軟に設定することができる利点がある．また製造結果について品質証明書（COA, certificate of analysis）が発行され，製剤中の細胞数，生細胞比率，CAR 発現細胞比率，*in vitro* での IFN γ 産生量の情報が担当医に示される．これらの情報は，製造結果が規格外（OOS, out-of-spec）となった場合には，規格外製品治験に参加するかどうかの判断材料になると考えられる．

### (2) アキシカブタゲン シロルユーセル（Axicabtagene ciloleucel; Axi-cel, イエスカルタ®）

Tisa-cel の次に承認されたのが，アキシカブタゲン シロルユーセル（開発コード KTE-C19，商品名イエスカルタ®）である．米国 National Cancer Institute のグループが中心に開発し，ギリアド・サイエンシズ社の子会社であるカイト社が製品開発を担った．Axi-cel は CAR の共刺激分子に CD28 を採用している．4-1BB の方が CAR-T 細胞が長期間体内に残存するとされるが，寛解導入の迅速性は CD28 の方が 4-1BB よりまさると考えられている．DLBCL 9 例を含む B 細胞リンパ腫 15 例に axi-cel が投与された臨床試験において，8 例で CR が得られ（53%），その後の長期フォローで 4 例が 38 か月以上の長期寛解を維持した[6,7]．難治性 DLBCL，原発性縦隔大細胞型 B 細胞リンパ腫（PMBL），tFL を対象とした，世界 36 施設が参加した国際多施設共同第 I/II 相試験（ZUMA-1 試験）において 108 例の CR 率は 58% で，24 か月の OS は 50.5% であった[8]．Grade 3 以上の CRS は 11% に，grade 3 以上の ICANS は 32% に認められた．以上の結果から，2017 年 10 月に FDA に承認された．本邦では 2021 年 1 月に承認された．Axi-cel はその後，再発難治性 FL，辺縁帯リンパ腫（MZL）を含む低悪性度 B 細胞リンパ腫を対象とした国際多施設共同第 II 相試験（ZUMA-5 試験）が実施され，解析可能な 104 例のうち，CR は 77 例（77%）に得られた．Grade 3 以上の CRS は 7% に，grade 3-4 の神経学的有害事象は 19% にみられた．さらに高悪性度 B 細胞リンパ腫（HGBL）を含む高リスク大細胞型 B 細胞リンパ腫のファーストラインへの承認を目指して，国際多施設共同第 II 相試験（ZUMA-12 試験）が実施されている．今後，これらを対象とした適応拡大が期待される．

運用面については，tisa-cel とは異なり，アフェレーシス血液処理量は手順書に範囲が示されているものの，採取 CD3 陽性細胞数の規格は存在しない（院

内での CD3 陽性細胞数測定が必要でない）．またアフェレーシス産物は凍結することなく，当日に専用の配送容器で出荷する．院内での凍結保存のステップがないことで，院内での手順は簡便である．製造された製品の規格値についての情報は開示されない．

**(3) リソカブタゲン マラルユーセル（Lisocabtagene maraleucel; Liso-cel, ブレヤンジ®）**

本邦で承認 3 製品目となるリソカブタゲン マラルユーセル（開発コード JCRA017，商品名ブレヤンジ®）は，米国 Fred Hutchinson Cancer Research Center のグループによって開発され，ブリストル・マイヤーズ スクイブ社の子会社であるセルジーン社が製品化を担当した．Liso-cel の CAR は共刺激分子に 4-1BB を有する．前述の 2 製剤と異なり，製造工程において，まずアフェレーシス産物から CD8 陽性細胞と CD4 陽性細胞を別々に活性化して CAR を導入し，別々のバイアルに充填凍結されて病院に納品されるという特徴がある．

米国 14 施設が参加して，DLBCL，HBGL，PMBL，FL，低悪性度 B 細胞リンパ腫からの形質転換を対象に行われた多施設共同第 I 相試験（TRANSCEND NHL 001 試験）において，評価可能な 256 例中，CR が 136 例（53%）であった．Grade 3 以上の CRS と神経学的有害事象は，それぞれ 6 例（2%），27 例（10%）に認められた [9]．この結果をもとに，2021 年 2 月に FDA に承認され，本邦においても同年 3 月に承認された．なお，現在，日本を含む世界 20 施設が参加した国際多施設共同第 II 相試験（TRANSCENDWORLD 試験）が実施されている．

運用面については，liso-cel は axi-cel 同様に採取 CD3 陽性細胞数の規格値はなく，末梢血リンパ球数の多寡によって血液処理量が決定される．またアフェレーシス産物は凍結することなく，当日に専用容器で出荷する運用となっている．一方，製造された製剤は前述の CD8 陽性細胞と CD4 陽性細胞が別のバイアルで配送され，投与時も CD8 陽性細胞，CD4 陽性細胞の順に投与することになっている．

## ▶BCMA を標的とする CAR-T 細胞療法

B-cell maturation antigen（BCMA）は形質細胞や成熟 B 細胞に発現する膜蛋白であり，生理的には B 細胞の成熟分化に関わっている．造血幹細胞や非血液細胞での発現は低く，多発性骨髄腫の腫瘍細胞表面に高発現しているため，多発性骨髄腫の治療を目的に BCMA を標的とした CAR-T 細胞療法が開発さ

**表2** BCMA 標的 CAR-T 細胞療法の比較

| | Ide-cel アベクマ® | Cilta-cel カービクティ® |
|---|---|---|
| BCMA 結合部位 | マウス抗体由来 | ラマ VHH 由来 |
| スペーサー 膜貫通領域 | CD8a | CD8a |
| 共刺激分子 | 4-1BB | 4-1BB |
| 細胞内領域 (シグナル領域) | CD3ζ | CD3ζ |
| 遺伝子導入 | レンチウイルス | レンチウイルス |
| 適応疾患 | 再発又は難治性 多発性骨髄腫 | 再発又は難治性 多発性骨髄腫 |
| 臨床試験 | KarMMa (N Engl J Med 2021[12]) | CARTITUDE-1 (Lancet 2021[14]) |
| 有効性 | N=128 ORR: 73% CR: 33% Median EFS: 8.8mo Median OS: 19.4mo | N=97 ORR: 97% sCR: 67% EFS 12mo: 77% OS 12mo: 89% |
| 有害事象 | CRS, grade≧3: 5% ICANS, grade≧3: 0% | CRS, grade≧3: 4% ICANS, grade≧3: 8% |

略語: cilta-cel, ciltacabtagene autoleucel; CR, complete response; CRS, cytokine releasing syndrome; EFS, event free survival; ICANS, immune effector cell-associated neurotoxicity syndrome; ide-cel, idecabtagene vicleucel; ORR, objective response rate; OS, overall survival; sCR, stringent CR; VHH, variable domain of heavy chain of heavy-chain antibody.

れてきた **表2** .

## (1) イデカブタゲン ビクルユーセル（Idecabtagene vicleucel; Idel-cel，アベクマ®）

多発性骨髄腫に対して最初に CAR-T 細胞療法を行ったのは，米国 National Cancer Institute のグループで[10]，それに改良を加えてセルジーン社が開発を行ったのがイデカブタゲン ビクルユーセル（開発コード bb2121，商品名アベクマ®）である．この開発過程において共刺激分子が CD28 から 4-1BB に，遺伝子導入法がレトロウイルスベクターからレンチウイルスベクターに変更された．第 I 相試験では，再発難治性の多発性骨髄腫 33 例に対して治療が行われ，

全奏効率（ORR）は 85%，CR は 45%であった．無進行生存（PFS）の中央値は 11.8 か月であった．Grade 3 以上の CRS は 6%で，神経学的有害事象は 14 例に認めたが grade 3 以上は 1 例のみであった[11]．第 II 相試験（KarMMa 試験）では，プロテアソーム阻害薬，免疫調整薬および抗 CD38 モノクローナル抗体製剤を含む 3 つ以上の前治療歴を有し，直近の治療に不応の再発難治性多発性骨髄腫患者 140 例が参加し，うち 128 例が ide-cel 投与を受けた[12]．ORR は 73%，CR は 33%で，PFS と OS の中央値は 8.8 か月，19.4 か月であった．Grade 3 以上の CRS は 5%に認められた．Grade 3 以上の神経学的有害事象は認められなかった．Ide-cel は 2021 年に FDA に承認され，本邦でも 2022 年 1 月に承認された．

運用面においては採取が必要な CD3 陽性細胞数の規格値はなく，末梢血リンパ球数の多寡によって血液処理量が決定され，アフェレーシス当日にアフェレーシス産物を 2〜8℃に設定された専用容器で製造施設に輸送する．

## (2) シルタカブタゲン オートルユーセル（Ciltacabtagene autoleucel; Cilta-cel，カービクティ®）

本邦で多発性骨髄腫に対し 2 番目に承認されたのがシルタカブタゲン オートルユーセル（開発コード LCAR-B38 または JNJ-68284528，商品名カービクティ®）である．本製剤の CAR の特徴は，BCMA を特異的に認識する結合部位に，ラクダ科ラマ由来重鎖抗体（VHH）を使用している点である．VHH は nanobody とも呼ばれ，ヒトやマウスの抗体が重鎖と軽鎖の二つの異なる遺伝子にコードされているのに対して，重鎖遺伝子のみでコードされているため，分子量が小さく機能改変が容易とされ医薬品への応用が広まりつつある．cilta-cel は共刺激分子としては 4-1BB を有している．本 CAR は中国において Nanjing Legend 社によって開発され，first-in-human となる第 I 相試験では 57 例に投与され，OR 率 88%，CR 率 68%で，PFS 中央値は 15 か月であった．Grade 3 以上の CRS は 7%に，神経毒性は 1 例（grade 1）に認められた[13]．その後，ヤンセン社が同じベクターを用いて，中国以外の国で cilta-cel として開発を進めた．国際多施設共同第 Ib/II 相試験（CARTITUDE-1 試験，MMY2001 試験）において，97 例が投与を受けて，12.4 か月の観察期間中央値で，ORR 97%，stringent CR 67%で，12 か月時点の PFS と OS は 77%，89% と報告された[14]．CRS は 95%に認められたが，grade 3 以上は 4%で，grade 3 以上の神経毒性は 8%に認められた．これらの結果から cilta-cel は米国では 2022 年 2 月に，本邦では 2022 年 9 月に承認された．

## おわりに

現在までに承認されている CAR-T 製剤は CD19 あるいは BCMA を標的としており，いずれも造血器腫瘍を対象としている．他の抗原を標的とした造血器腫瘍あるいは固形腫瘍に対する CAR-T 製剤の開発も進められており，今後も保険診療で使用可能な製剤は増加していくことは確実である．また CD19 標的 CAR-T 細胞療法は，これまで DLBCL に対しては 3rd line 以降での使用が中心であったが，最近 2nd line での有効性が報告された[15,16]．そこで本邦でも axi-cel と liso-cel が 2022 年 12 月に 2nd line での使用が承認された．

同じ抗原を標的とした複数の製剤の有効性や有害事象に関する差異が議論されているものの，製剤間を直接比較したデータはない．それぞれの製剤を単群で評価した臨床試験においては組織型を含め患者対象が少しずつ異なることから，当面は，組織型や再発状況などの臨床状況や，製造枠の割り当てに応じて製剤を選択する状況が続くものと思われる．CAR-T 細胞療法は白血球アフェレーシスから投与までのステップが多く，製剤間の運用面の相違に医療機関が対応しなければならない．

## 【参考文献】

1) Maude SL, Frey N, Shaw PA, et al. Chimeric antigen receptor T cells for sustained remissions in leukemia. *N Engl J Med*. 2014; 371 (16): 1507-1517.

2) Maude SL, Laetsch TW, Buechner J, et al. Tisagenlecleucel in children and young adults with B-cell lymphoblastic leukemia. *N Engl J Med*. 2018; 378 (5): 439-448.

3) Schuster SJ, Svoboda J, Chong EA, et al. Chimeric antigen receptor T cells in refractory B-cell lymphomas. *N Engl J Med*. 2017; 377 (26): 2545-2554.

4) Schuster SJ, Bishop MR, Tam CS, et al. Tisagenlecleucel in adult relapsed or refractory diffuse large B-cell lymphoma. *N Engl J Med*. 2019; 380 (1): 45-56.

5) Fowler NH, Dickinson M, Dreyling M, et al. Tisagenlecleucel in adult relapsed or refractory follicular lymphoma: the phase 2 ELARA trial. *Nat Med*. 2022; 28 (2): 325-332.

6) Kochenderfer JN, Dudley ME, Kassim SH, et al. Chemotherapy-refractory diffuse large B-cell lymphoma and indolent B-cell malignancies can be effectively treated with autologous T cells expressing an anti-CD19 chimeric antigen receptor. *J Clin* Oncol. 2015; 33 (6): 540-549.

7) Kochenderfer JN, Somerville RPT, Lu T, et al. Long-duration complete remissions of diffuse large B cell lymphoma after anti-CD19 chimeric antigen receptor T cell therapy. *Mol Ther*. 2017; 25 (10): 2245-2253.

8) Locke FL, Ghobadi A, Jacobson CA, et al. Long-term safety and activity of axicabtagene ciloleucel in refractory large B-cell lymphoma (ZUMA-1): a single-arm, multicentre, phase 1-2 trial. *Lancet Oncol*. 2019; 20 (1): 31-42.

9) Abramson JS, Palomba ML, Gordon LI, et al. Lisocabtagene maraleucel for patients

with relapsed or refractory large B-cell lymphomas (TRANSCEND NHL 001): a multicentre seamless design study. *Lancet*. 2020; 396 (10254): 839-852.

10) Carpenter RO, Evbuomwan MO, Pittaluga S, et al. B-cell maturation antigen is a promising target for adoptive T-cell therapy of multiple myeloma. *Clin Cancer Res*. 2013; 19 (8): 2048-2060.

11) Raje N, Berdeja J, Lin Y, et al. Anti-BCMA CAR T-cell therapy bb2121 in relapsed or refractory multiple myeloma. *N Engl J Med*. 2019; 380 (18): 1726-1737.

12) Munshi NC, Anderson LD, Jr., Shah N, et al. Idecabtagene vicleucel in relapsed and refractory multiple myeloma. *N Engl J Med*. 2021; 384 (8): 705-716.

13) Zhao WH, Liu J, Wang BY, et al. A phase 1, open-label study of LCAR-B38M, a chimeric antigen receptor T cell therapy directed against B cell maturation antigen, in patients with relapsed or refractory multiple myeloma. *J Hematol Oncol*. 2018; 11 (1): 141.

14) Berdeja JG, Madduri D, Usmani SZ, et al. Ciltacabtagene autoleucel, a B-cell maturation antigen-directed chimeric antigen receptor T-cell therapy in patients with relapsed or refractory multiple myeloma (CARTITUDE-1): a phase 1b/2 open-label study. *Lancet*. 2021; 398 (10297): 314-324.

15) Kamdar M, Solomon SR, Arnason J, et al. Lisocabtagene maraleucel versus standard of care with salvage chemotherapy followed by autologous stem cell transplantation as second-line treatment in patients with relapsed or refractory large B-cell lymphoma (TRANSFORM): results from an interim analysis of an open-label, randomised, phase 3 trial. *Lancet*. 2022; 399 (10343): 2294-2308.

16) Locke FL, Miklos DB, Jacobson CA, et al. Axicabtagene ciloleucel as second-line therapy for large B-cell lymphoma. *N Engl J Med*. 2022; 386 (7): 640-654.

〈城 友泰〉

**3**

保険診療で使用可能な製剤とその特徴

## 2-1 ●採用準備と施設監査

# 1 チーム立ち上げの必要性と 各メンバーの役割

### ここがポイント

- ☑ **CAR-T 細胞療法は運用が非常に複雑で,リアルタイムの進捗管理が重要である**
- ☑ **関係者も多く，チーム医療の最たるものである**
- ☑ **司令塔となる部署を中心に，綿密な情報共有体制が重要である**

## はじめに

　難治性の悪性リンパ腫および白血病，および多発性骨髄腫に対して，複数種類の CAR-T 細胞療法が保険承認されて，これらの造血器腫瘍に対する治療戦略は大きな転換期を迎えている．従来の治療では不十分であった疾患・病態に対して，高い奏効率と安全性が示された CAR-T 細胞療法は，まさに game changer と言える．

　しかし，この CAR-T 細胞療法においては，他の抗がん剤治療などと根本的に異なる要因が多岐にわたって存在するため，医療機関側に様々な「試練」をもたらしている．具体的には，①ほとんどの症例が他院（遠隔地を含む）からの紹介患者であること，②通常の治療では太刀打ちできない治療抵抗性・再発症例ばかりが紹介されてくること，③細胞採取（アフェレーシス）のタイミングを，患者の治療進行，医療機関側の入院ベッドとアフェレーシスベッド，細胞調製の人員，製薬会社側の製造枠のすべてを満足するように決める必要があること，④アフェレーシスから納品までの間はもとの医療機関で治療（ブリッジング化学療法）を行うこと，⑤一定の割合で製造失敗が起こりうること，⑥製品の配送，ブリッジング治療，入院ベッドの準備をすべて勘案して投与日時の決定が必要なこと，⑦サイトカイン放出症候群（CRS）など特徴的な合併症が起こりうること，の大きく 7 種類に分けられるであろうか．

　こういった試練を乗り越えるために，まず重要なことが「CAR-T チームの立ち上げ」であり，本稿では当院においてチームをどのように立ち上げ，どのような活動をしているかを紹介したい．

1 チーム立ち上げの必要性と各メンバーの役割

## ▶細胞療法センターの設立

前項で上げられた「7つの試練」の一つひとつは，各施設が日々行っている診療そのもの，あるいは，その延長であるため，個別には技術的に問題なく対処できる項目である．しかし，これらが連続して同時並行で起こると，途端に扱いが複雑となる．すなわち，CAR-T 細胞療法は，患者適格性の判断からアフェレーシス，製造，投与，長期フォローに至るまでが，緩急をつけて重なり合って同時に進行する「時間軸」と，患者を取り巻く多くのメディカルスタッフが入れ替わり関わる「人物軸」とが交差するダイナミックなチーム医療である．さらには，二軸の交点に存在する各臨床症状や診療行為には，症例毎に大きなバラツキがあり，対応のバリエーションが必要であることを考えると，CAR-T 細胞療法は「三次元の医療行為」と言える 図1 ．

このような動的な三次元医療行為を効率的にそして安全に運用し，日常診療として扱うためには，各ポイントで必要なアクションを自律的に進捗するための仕組みに加えて，全体の動向を常時観察し，逸脱を即座に検知し，適切な指示を出す proof reading の機構を持った「システム」が極めて重要になる．そのようなシステムを構築し，運用するための司令塔的な部門として，京都大学では商用 CAR-T の開始に先立って，細胞療法センター（C-RACT：Center for Research and Application of Cellular Therapy）を設立した 図2 ．現在の構成員は，センター長・副センター長2名の他，医師2名，技術スタッフ11

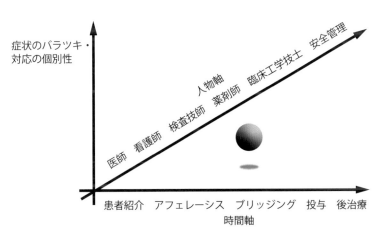

**図1** 「三次元の医療行為」としての CAR-T 細胞療法
（新井. 日本造血・免疫細胞療法学会雑誌. 2023.1）

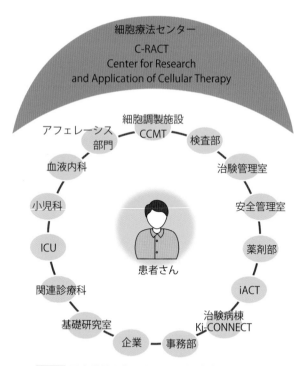

細胞療法センター
C-RACT
Center for Research
and Application of Cellular Therapy

細胞調製施設
CCMT

アフェレーシス
部門

検査部

血液内科

治験管理室

小児科

安全管理室

ICU

薬剤部

患者さん

関連診療科

iACT

基礎研究室

治験病棟
Ki-CONNECT

企業

事務部

**図2** 司令塔的な部門としての細胞療法センター

名，コーディネーター1名，事務職員1名で，基本的には，輸血検査室・細胞調製施設との兼任業務である．当初の業務は CAR-T 細胞療法がメインであったが，その後は細胞療法全般に業務範囲を広げ，他の細胞療法開発や運用支援にも関与している．

## ▶チーム CAR-T の立ち上げと任務

　その C-RACT にとって最初の任務である「システム構築」のため，まず，ミーティングを主宰した．ここには，「チーム CAR-T」と名付けた関係者が集まるが，その召集範囲は広く，血液内科・小児科医師および病棟看護師，検査部医師および技師，アフェレーシス部門の医師および看護師・技師，集中治療部門の医師および看護師，薬剤師，細胞療法コーディネーター，安全管理担当者，事務担当者（契約，発注，予算，会計）など多岐にわたる．安全管理担当者を当初からチームに入れていることが当院の特徴である（6-1 ● 2 の項目

参照).

　これらのメンバーが顔をつきあわせ，工程把握，院内体制整備，種々の取り決めの整理・情報共有方法の確立，患者リストや進捗管理ツールの開発，製薬メーカーとの連絡および他施設との情報交換方法など，必要な行為を一つひとつ洗い出し，前後の行為との整合性が合うように整理し，各部署の手順として確立した上で，時間軸と人物軸に二次元展開したリストを作成した 表1 ．こうすることで，各部署は隣の部署が何をしているかを自ずと把握できるようになり，C-RACT は院内の全ての行為や手順を把握することが可能になった．加えて，逸脱を含む進捗に関する全ての情報が C-RACT にリアルタイムに集約される体制が実現でき，先述の動的な三次元医療行為を円滑に動かすためのシステム基盤となっている．

　当初は頻回のミーティングを行っていたが，運用が安定してからは，メーリングリストを用いた情報共有を行っている．また固形がんを始めとした様々なCAR-T 細胞療法の治験が増えており（6-2 ● 1 の項目参照），その際には，治験チームとの連携も図っている．

## ▶臨床現場におけるチーム CAR-T 内での情報共有

　一方で，日常診療としての CAR-T 細胞療法において，各症例における日程や患者情報などは，電子カルテからのオーダーリングとして，各部署に伝達される．病棟ベッドの確保は「入院予約」，細胞採取の指示は「アフェレーシスオーダー」（日時ならびに採取条件など），CD3 陽性細胞率などの測定は「検査オーダー」，細胞調製，出庫，入庫，払出の指示は「細胞療法オーダー」，会計担当者への指示は「処置オーダー」を電子カルテ内で行うことで，個別の電話・メール連絡を必要としないようにシステム化を図った．進捗管理システム「かるたす」においては，これらの日程に関して一覧で閲覧できるとともに，実際のオーダーがなされたかどうかを確認する機能も備え，オーダー漏れや間違いを早期に検出できる工夫をしている（6-1 ● 1 の項目参照）．

　これらのオーダーは基本的には前週末を締め切りとしており，それまでであれば，患者変更や内容変更があっても特段の個別連絡を要しないシステムにしている．しかし，直前の変更に関しては，メーリングリストを用いてチームCAR-T 全員に情報を共有する運用となっている．また，基本的なスケジュール管理は，細胞療法センターが担っているが，規格外製品が発生し，その投与を治験の枠組で行う場合には，確定した時点でスケジュール管理を治験コー

1 チーム立ち上げの必要性と各メンバーの役割

# 表1 キムリア（保険診療）院内態勢フロー

| 関連する手順書・取り決め書 | イベント名 | | 血液内科・小児科主治医 | 検査部 | 人工腎臓部 | |
|---|---|---|---|---|---|---|
| | | | | 血液 細胞分析 | 看護師 | ME |
| 各科での受入基準<br>優先順位決定手順・会議録保存<br>候補者リスト（診療科管理） | A | 治療候補患者発生 | 1. 最適使用推進ガイドライン適格性の確認<br>2. 診療科での優先順位の検討<br>3. アフェレーシス・投与の目標設定<br>4. 上記を C-RACT 医師に伝達・REACT-B で申込 | | | |
| 製造枠割り振りに関する<br>症例検討会 | B | 製造枠の確保 | | | | |
| かるたす<br>REACT-B | C | アフェレーシス日程調整 | | | | |
| 同意書説明文書<br>（KING 文書登録済）<br>Cell chain 入力手順書 | D | 製造申し込み | 1. 予定日程を患者に伝達<br>→定型文書に従い、説明と同意取得<br>3. PRF 入力<br>→製造枠が決定後、確定依頼メールあり<br>4. 上記ダブルチェックして確定 | | | |
| | E | 情報共有 | | 1. かるたすで患者進捗・日程の確認 | | |
| | F | アフェレーシス申し込み<br>（院内） | 1. 入院予約<br>2. アフェレーシス依頼書作成し、輸血部への他科<br>依頼として提出（前木曜日午前まで）<br>※体重 25kg 未満で RBC-LR 予約 | | 7. アフェレーシス依頼書確認<br>8. 透析オーダー確認<br>（前金曜日午後以降） | |

| 関連する手順書・取り決め書 | イベント名 | | 血液内科・小児科主治医 | 検査部 | 人工腎臓部 | |
|---|---|---|---|---|---|---|
| | | | | 血液 細胞分析 | 看護師 | ME |
| CAR-T 専用検査オーダー | G | 事前オーダー入力 | | 2. オーダー内容確認 | | |
| | H | 医療費助成体制の確認 | 1. 入院時に小児特定疾患手続き確認（事務）<br>2. 入院時に高額医療手続き確認（事務） | | | |
| | I | アフェレーシス前日 | 1. 必要時透析室に前日連絡（正午まで）<br>※当日 UK 挿入や鎮静などの場合<br>3. アフェレーシス開始時間確認<br>（透析ベッドマップにて）<br>4. UK カテーテル挿入あるいは挿入手配<br>※以後の患者状態変化は、C-RACT 医師に伝達 | | 2. アフェレーシス開始時間決定<br>（開始時刻は午前早めが基本）<br>→ FAX で病棟に伝達 | |
| 透析室アフェレーシス手順書<br>CAR-T チェックリスト<br>末梢血アフェレーシス手順書 | J | アフェレーシス当日 | 1. 採血中止時は朝 8 時半までに透析室連絡<br>6. CAR-T 用 Aph 産物泡球数（目視分類）、<br>CD3 測定のオーダーラベル発行<br>→透析室に待参<br>→ C-RACT 医師に手渡し<br>7. 開始時立ち会い、必要時ブラッドアクセス確保 | 18. 検体提出時間の確認<br>（15 時厳守） | 5. 生食・ACD 液・Optia キットのロット<br>番号と有効期限を、照合端末を用いて、<br>写真撮影<br>8. バイタル測定<br>9. ブラッドアクセス接続・開始時ガス採血 | 1. 指示に従って回路組立<br>11. アフェレーシスラベルを C-RACT 医師<br>とダブルチェックし、貼付<br>12. アフェレーシス機器の設定と管理<br>※ CAR-T チェックリスト要確認<br>13. 終了予定時間を C-RACT 医師に伝達 |
| | K | アフェレーシス中 | | | 1. バイタル測定<br>2. 患者ケア<br>（※必要時、回路離脱可能）<br>4. 60 分毎 Ca 測定 | 3. アフェレーシス機器の設定と管理 |
| CCMT キムリア手順書 | L | アフェレーシス終了時 | | | 1. 終了間近に C-RACT 医師に連絡<br>4. ブラッドアクセス接続解除<br>5. KING アフェレーシス記録の完成 | 4. アフェレーシス産物を CCMT スタッフ<br>手渡し（チューブ長めに残してクランプ）<br>10. アフェレーシス機器のメンテナンス |
| 検査室手順書 | M | アフェレーシス産物の測定 | | 3. 血球（目視分類）測定<br>→ KING 入力<br>4. CD3 陽性率測定<br>→ KING 入力 | | |
| | N | アフェレーシス完了の判断 | 3. 翌日アフェレーシスの有無を病棟に伝達<br>4. UK カテーテル抜去・退院指示<br>（翌日必要時は手順 I から再開）<br>5. 処置翼入力 | | | |
| | O | アフェレーシス産物の凍結<br>保管 | | | | |
| | P | 処理後の無菌検査 | | | | |
| | Q | 製造工場への出荷 | | | | |

| 関連する手順書・取り決め書 | イベント名 | | 血液内科・小児科主治医 | 検査部 | 人工腎臓部 | |
|---|---|---|---|---|---|---|
| | | | | 血液 細胞分析 | 看護師 | ME |
| ICU 入室基準<br>連続投与間隔の取り決め | R | 投与日程調整 | 2. 納入予定をもとに、投与希望日を決定<br>（他患者の進捗リストも参考に）<br>3. 投与候補日を REACT-B 入力<br>（C-RACT 医師が代行） | | | |
| | S | 製品の受領 | | | | |
| 前処置ケモレジメン<br>キムリアレジメン | T | 製品の投与準備 | 1. 患者入院申し込み<br>2. 一般指示入力<br>3. LD ケモ＋キムリア＋前投薬入力<br>（セットレジメン） | | | |
| 病棟運用手順書 | U | 製品投与 | 1. 恒温槽準備（30 分前に輸血検査室から）<br>3. 注射処方箋を輸血検査室に持参<br>→病棟へ製品搬送（液体窒素）<br>5. 製品を投与<br>※投与中止時には、経理・調達室に連絡 | | | |
| Cell chain 入力手順書 | V | 輸注完了の連絡 | 1. KING 点滴実施入力<br>※ ALL 症例では終了後 ICU 担当医へ電話連絡<br>2. 処置入力<br>3. Cell chain 入力 | | | |
| 安全に関する定期的会議の開催 | W | 問題点洗い出し | | | 1. 問題点の整理と対策 | |

| C-RACT | | | 薬剤部 | ICU医師 | 治験管理室 CRC | 医療安全管理室 |
|---|---|---|---|---|---|---|
| 医師 | CCMTスタッフ | 輸血検査室スタッフ | | | | |
| アフェレーシス日程をカレンダー登録 | | | | | | |
| 予定を診療科医師と相談「かるたす」への登録 | | | | | | |
| アフェレーシス予定日（原則、木曜日午前）をCCMT・輸血検査室に伝達かるたすの更新 | 2. 作業予定を共有・必要物品準備 | | | | | |
| IPRF入力依頼（出庫日伝達）院内番号（KYM…）発番上記番号をノバルティスに伝達（ADF入力依頼に返信の形で） | | | | | | |
| | 1. かるたすで患者進捗・日程の確認 | | 1. かるたすで患者進捗・日程の確認 2. 最適使用推進ガイドライン準拠状況を確認 | | 1. かるたすで患者進捗・日程の確認 | |
| アフェレーシス依頼書確認・返信KING透析依頼・オーダー入力KING細胞療法オーダー入力 | | 6. 細胞療法オーダー確認（前金曜日午後以降） | | | | |

| C-RACT | | | 薬剤部 | ICU医師 | 治験管理室 CRC | 医療安全管理室 |
|---|---|---|---|---|---|---|
| 医師 | CCMTスタッフ | 輸血検査室スタッフ | | | | |
| CAR-T専用オーダー入力アフェレーシス産物血球数（目視分類）計測, CD3測定感染（採取30日以内にない場合）【血液内科内にパスあり】 | | | | | | |
| | 5. アフェレーシス開始時間確認（透析ベッドマップにて） | 6. アフェレーシス開始時間確認（透析ベッドマップにて）7. アフェレーシスラベルを発行 | | | | |
| 3. CAR-Tチェックリスト指示を提出3. アフェレーシスラベルをMEとダブルチェック4. 終了時刻が15時を超えそうな場合、細胞分析室に相談※内線 3599 5. Ca値をもとにカルチコール指示6. ロット番号写真確認→カルテ貼付7. CCMTに終了予定時間を伝達 | | 2. アフェレーシスラベルをC-RACT医師に手渡し | | | | |
| 定期的に診察Ca補正調節指示 | | | | | | |
| CCMTに終了連絡病棟に患者搬送依頼 | 6. 記録書に終了（クランプ）時間記載7. 記録書に受領時刻記載とサイン（JSTサイトで確認）8. アフェレーシス産物受け取り | | | | | |
| | 1. CCMTにて重量測定・容量計算・記録2. 検査用サンプル作成→搬送※結果はKINGで確認5. 生存率測定6. 産物中NCC・CD3+細胞数計算・記録7. 結果をC-RACT医師に伝達 | | | | | |
| 追加アフェレーシスの要否判断CCMT、主治医、透析室に上記連絡（翌日必要時は手順1から再開）※ノバルティスにも連絡必要 | | | | | | |
| アフェレーシス情報をADFに入力ダブルチェックでADF確定→印刷してCCMTに提出 | 1. アフェレーシス産物の凍結・記録2. 情報をC-RACT医師に伝達 | | | | | |
| | 1. 無菌試験用サンプル分注・培養2. 結果の確認※陽性例には各所に至急連絡 | | | | | |
| 出荷判定 | 1. 搬送容器の受領（月曜日午前10時）3. 書類準備と出荷（同日午前11時）4. 出荷情報をADFに上書き入力 | | | | | |

| C-RACT | | | 薬剤部 | ICU医師 | 治験管理室 CRC | 医療安全管理室 |
|---|---|---|---|---|---|---|
| 医師 | CCMTスタッフ | 輸血検査室スタッフ | | | | |
| キムリアケアーズから納入情報入手→主治医に伝達4. REACT-BをもとにKING細胞療法オーダー入力 | | 5. BTDで納品・出庫日確認（作業前日にCCMTへ連絡） | | | 0. OOS製品発生時、治験に移行 | |
| 前日にCOC/COAをカルテ貼り付け関係者へメール連絡 | | 2. 朝一番でCOC最新版を印刷・確認3. 製品の受領（原則、月水金午後2時）4. 外観検査・ID確認・Bag数確認5. 製品を液体窒素タンクにて保存6. 搬送容器返却（午後3時）7. 受領情報をBTD・Cell chain入力 | | | | |
| | | 4. 投与払出予定時刻の確認5. 製品の払出準備 | 6. 最適使用推進ガイドライン準拠状況を再確認7. 注射処方箋とラベルを病棟に配送 | | | |
| | | 2. 製品の払出（主治医が持参した注射処方箋とダブルチェック） | | | | |
| 4. 患者進捗リストの更新5. ICU入室時にはリストに記載 | | | | | | |
| | | 1. 問題点の整理と対策 | | | | |

※逸脱などの情報は、C-RACT医師へ集約→24時間以内にノバルティス社へ連絡

ディネーターに移管する仕組みとなっており，その際にもメーリングリストによって管轄変更の連絡を行っている．

## まとめ

　CAR-T 細胞療法は，関係部署が多岐にわたり，各場所で専門的な対応が必要であることから，造血器疾患診療の中でも特にチーム医療が重要な領域と考えられる．ただそのチーム編成においては，全体の流れを俯瞰的に把握し，こまめな軌道修正を指示できる司令塔を設けることが重要である．この役割は，全国的には血液内科，輸血部，検査部などが担うことが多いようであるが，京都大学の場合には，細胞療法センターを新しく部署として設立することで，より専門性と透明性を高める取り組みをした．今後，より多くの症例を多くの施設で積み重ねることで，理想的かつ普遍性を持ったチーム形成のプロトタイプを，例えば学会主導で発信していくことが重要であろう．

〈新井康之〉

## 2-1 ●採用準備と施設監査

# 2 施設維持のための文書管理

### ここがポイント

- ☑ 施設の運営・維持のためには多岐にわたる手順書と記録書がある
- ☑ 手順書を作成し，手順通り作業し，記録するといった文書管理の基本を押さえることが大切
- ☑ CAR-T細胞療法の導入には各部門が連携した文書管理体制を構築する必要がある

## はじめに

　当院でCAR-T細胞療法導入の準備を始めたのは，2015年の企業治験からである．当時は治験管理室の治験コーディネーターと共に，依頼者より提供された治験実施計画に基づく手順書および記録書を使用し治験業務を実施していた．2019年以降，キムリア®，イエスカルタ®，ブレヤンジ®，アベクマ®といったCAR-T療法製品の製造販売承認開始にあたり，CAR-T療法の実施機関である当院は，数多くの医薬品と同様の投与機関であるだけでなく，原料等の供給機関にも相当することとなり，各製品に応じた各部門の文書が必要になった．本稿では主に原料等の供給機関として施設の運営・維持に必要な文書管理について紹介する．

## ▶ノバルティスファーマ社による Global Audit の経験から

　日本初のCAR-T療法製品であるキムリア®の商用運用に向け，当院は最初の3施設のみを対象としたノバルティスファーマ社のGlobal-Auditorによる監査を受検した．2日間に亘る監査の中で重視されたのが，患者さんから採取したアフェレーシス産物のChain-Of-Identity（COI）の確保，いつどの部門からどの部門に受け渡し，細胞調製施設にてどのように調製し，保管され，出荷されるかなど，アフェレーシス産物というCAR-T製品の原料の供給者として

の体制に関わる手順や記録であった．この Global-Audit の経験から，患者さんに近い診療科はもちろんのこと，採取，調製，検査など関連する部門の文書を作成するだけでなく，アフェレーシス産物という一つの原料および原料を元に製造された製品の品質を担保するために，それらが連携するような文書体系にしなければならないことを認識した．そして，Audit 準備や対応は大変ではあったが院内の体制や文書を見直すよい機会となった．

## ▶文書管理体系の確立

当院では ISO-9001 を病院全体として取得しており，「文書記録管理要領」に沿って文書を管理している．1 次文書である「医療の質マニュアル」を筆頭に，2 次文書に「文書記録管理要領」，「内部監査実施要領」，「不適合是正管理要領」があり，各部門では，3 次文書として文書を管理している．

筆者が所属する検査部および細胞療法センター（C-RACT）の文書は CCMT　3 次文書一覧 図1 に示す文書管理システムにて管理している．C-RACT の文書は細胞培養加工施設として届出している分子細胞治療センター（CCMT）の文書がベースになっており，再生医療等の安全性の確保等に関する法律で要求されている手順書，その他施設を管理するのに必要な標準作業書 SOP から構成され，それぞれの文書についての関連文書や記録書がある．

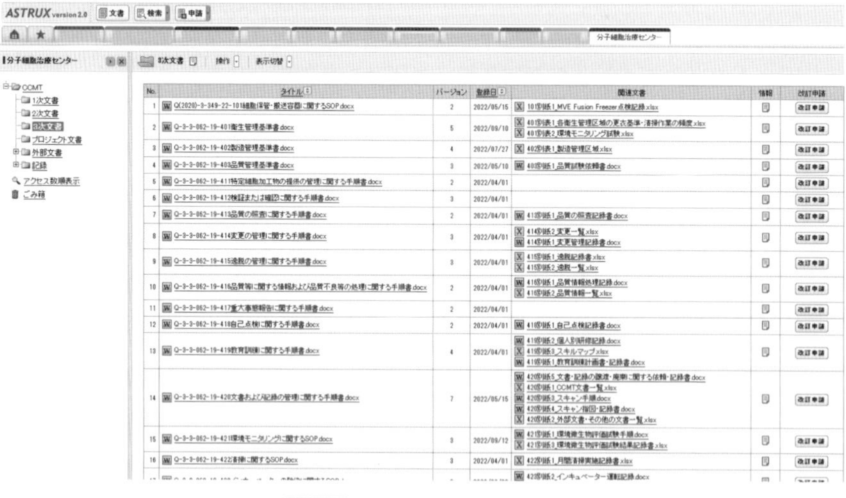

**図1** CCMT 3 次文書一覧

## ▶施設維持のための手順書と記録書

　C-RACT ではアフェレーシス産物を採取部門から受け取り，サンプリングした検体を検査部門へ渡し，各メーカー製造所に産物（原料）を出荷する業務をしている．なお，キムリア®に関しては出荷前に，CCMT にてアフェレーシス産物の濃縮，凍結保護剤の添加や凍結保存，液体窒素タンクでの保管業務が必要である．CCMT には 図1 で示した以外にも数多くの文書があり，その中より施設維持のための文書をいくつか紹介する．

（1）衛生管理基準書・製造管理基準書・品質管理基準書

　細胞調製部門の基幹文書となる 3 つの基準書であり，表1 の事項が記載されている．

表1 各基準書の記載事項

| 衛生管理基準書 | 衛生管理区域の指定，立ち入り制限，室圧，動線，清掃作業，環境モニタリング，作業員の更衣基準など |
|---|---|
| 製造管理基準書 | 原料，試薬・資材等の受け入れ・保管，微生物による汚染の防止措置，製造番号の採番やラベル発行など |
| 品質管理基準書 | 品質試験の体系や検体のサンプリング，保管，品質管理試験に関する基準など |

　表1 の 3 つの基準書をもとに具体的な実務作業について定めた手順書や標準作業手順書（SOP）を作成している．

（2）逸脱の管理に関する手順書

　品質保証のうえで重要なものが逸脱管理である．逸脱とは定められた作業手順，管理基準あるいは試験規格等から乖離している状況のことを指し，逸脱が発生した場合，逸脱内容，品質への影響の評価，原因調査や措置などを検討し，逸脱管理記録の作成が求められている．逸脱を管理するということは，生じた逸脱に対してその対応をすることだけではなく，同じ逸脱を再発させないこと，また類似の逸脱について，その発生を未然に防止することが重要である．CAR-T 製品においては，2022 年度は 12 月末現在，運送伝票や設備点検書類の不備なども含め 5 件の記録がある．

（3）変更の管理に関する手順書

　変更管理も品質保証のために必要な管理である．なぜなら変更にはリスクを伴うからである．その変更によって及ぼされるリスクを予め評価して実施しなければならず，その手順を定めたのが本手順書である．品質に影響を及ぼす恐れがある変更には，例えば製造・試験機器，原料・資材の仕様，製造作業・試

験の手順，搬送，責任体制や教育訓練など，その範囲は広い．品質への影響評価，文書の改訂や教育訓練の必要性等を判断したうえで，変更を実施・記録し，変更後のレビューを行うことを定めている．CAR-T 製品においては，2022 年度は 12 月現在，製薬会社からのシステムやラベルの変更等 5 件の記録がある．

**(4) 組織や細胞の入出庫に関する SOP**

予め「細胞入出庫依頼書・記録書」にロット情報，搬送条件などを記載し，入出庫時には誰から誰にいつ受け渡されたかを管理するための SOP である．CAR-T 製品においては，産物の採取部門から細胞調製部門への入庫，細胞調製部門からメーカーへの出荷時等に使用している．

**(5) 設備機器の管理に関する SOP**

品質に影響を及ぼす設備機器を適切に管理するための SOP である．「設備機器管理台帳」に登録し，各機器の点検やバリデーションを実施しその記録を残すとともに，異常発生時の対応等についても予め定める．CAR-T 製品においては，プログラムフリーザーがプログラム通りの温度で動作しているか，細胞加工室内の室圧や換気回数，安全キャビネットの風速，微粒子数，冷蔵冷凍庫や液体窒素タンクの温度計校正などが関連している．

**(6) 特定細胞加工物の提供に関する SOP**

再生医療等の安全性の確保等に関する法律において特定細胞加工物の提供に関する手順を定める SOP で，CAR-T 製品においては，原料（アフェレーシス産物）の提供と読み替える．品質保証責任者が製造管理および品質管理の結果を適切に評価し，出荷判定など細胞の取扱いについて決定するための手順について定めている．

## ▶CAR-T 細胞療法の実施のための文書管理

手順書や記録書といった文書は一旦作成すればいいものではなく，その文書に従って業務を進めるうえで浮上した問題点を改訂するなど，恒常的にメンテナンスをし，それを関係者に周知することが大切であることは ISO9001 の文書管理の基本であるのは言うまでもない．また，米国食品医薬品局（FDA）がガイドラインを示したデータインテグリティ ALCOA の原則，Attributable（帰属性），Legible（判読性），Contemporaneous（同時性），Original（原本性），Accurate（正確性）を遵守することも求められている．

当方では，CCMT3 次文書一覧 図1 にある文書管理システムを利用することで，文書の申請や改訂の承認，版管理，最新文書の関係者への周知，旧版保

管や廃棄文書管理，記録管理などがシステマチックに運用できるため，ISO で求められる文書の運用管理の基本を確実に実践でき大変便利である．

　また，前項で紹介した文書は細胞培養加工施設の運用・維持のための文書の一例になるが，CAR-T 細胞療法のプロジェクトとしては，各製品に応じた個別の手順書も必要である．メーカーにより，凍結の有無や搬送温度，産物出荷手順，製品の納品や保管手順，記録書類やオーダーシステムなど，些細な違いが多く，今後 CAR-T 細胞療法がもっと拡大していくうえで，記憶による作業はミスを誘発する大きな原因となるからである．より多品種の CAR-T 細胞療法を取り扱うためには，細胞採取をするアフェレーシス部門，細胞調製部門，製品の保管管理部門，投与する診療部門それぞれの関連する業務についての手順書を作成し，手順通り作業し記録することが大切である．また，単独の部門毎にばらばらの手順書では細胞療法の一連の流れを網羅することは困難であり，細胞療法センターが中心となって病院全体の業務をとりまとめ，関連部門で連携することが必要不可欠であり，まさしくチーム医療そのものであるといえるであろう．

〈松井恵子〉

**2 施設維持のための文書管理**

## 2-1 ●採用準備と施設監査

# 3 < FACTやISOに基づいたQMS

### ここがポイント

☑ CAR-T 製品において，医療機関は投与機関であるだけでなく，製造事業者に対する原料等の供給機関でもあること

☑ 供給機関としての FACT，実施医療機関としての ISO に基づいた QMS 活動を実践

☑ リスクゼロは不可能であり，リスクベースアプローチによる品質マネジメントシステムが必要

## はじめに

　細胞療法を実施するうえで，特定細胞加工物 / 再生医療等製品（以下，細胞加工物）の品質管理は極めて重要である．しかし，生きている細胞を加工するが故にばらつきが大きく不均一なものとなり，その品質をコントロールするのは医薬品以上に難しい．安全で品質の高い細胞を患者さんに提供するには，細胞加工物の製造工程だけではなく原料の採取から投与に至る一連の工程にわたる総合的な品質マネジメントシステム Quality Management System（以下，QMS）が必要である．

## ▶CAR-T 細胞療法における医療機関の位置づけと品質管理

（1）臨床研究および自由診療の場合

　臨床研究および自由診療において CAR-T 細胞療法を実施する場合，医療機関は再生医療等の安全性の確保等に関する法律（以下，再生医療等安全性確保法）における再生医療等提供機関かつ，製造を院内で実施する場合は特定細胞加工物製造事業者にも該当し，法 44 条に基づく製造および品質管理体制を整備する必要がある．

> 平成二十五年法律第八十五号
> **再生医療等の安全性の確保等に関する法律**
> （特定細胞加工物製造事業者の遵守事項）
> 第四十四条　厚生労働大臣は，厚生労働省令で，細胞培養加工施設における特定細胞加工物の<u>製造及び品質管理</u>の方法，<u>試験検査</u>の実施方法，<u>保管</u>の方法並びに<u>輸送</u>の方法その他特定細胞加工物製造事業者がその業務に関し遵守すべき事項を定めることができる．

## （2）再生医療等製品の場合

　医薬品，医療機器等の品質，有効性及び安全性の確保等に関する法律（以下，医薬品医療機器等法）では，遺伝子治療を含む細胞治療や再生医療を「再生医療等」と定義し，新たに「再生医療等製品」というカテゴリーが新設された．CAR-T 製品はこれに該当し，再生医療等製品の製造管理及び品質管理の基準に関する省令（以下，GCTP 省令）および平成 26 年 10 月 9 日付薬食監発 1009 第 1 号通知　厚生労働省，『再生医療等製品に係る「薬局等構造設備規則」，「再生医療等製品の製造管理及び品質管理の基準に関する省令」及び「医薬品，医薬部外品，化粧品及び再生医療等製品の品質管理の基準に関する省令」の取扱いについて』に従い，製造事業者にて製造・品質管理をされる．そして，医療機関は再生医療等製品の投与機関であるだけでなく，製造事業者への原料等の供給機関にも該当する点が，従来の医薬品と異なる点であり，原材料の供給者として製造事業者との間で「品質に関する取決め」をすることが必要である．

　したがって現在当院が採用しているどの製薬メーカーにおいても，原料の提供機関としての品質保証体制を審査され，認定施設のみが提供可能施設として登録されている．

> 平成二十六年厚生労働省令第九十三号
> **再生医療等製品の製造管理及び品質管理の基準に関する省令**
> （品質管理）
> 第十二条
> 2　製造業者等は，品質部門に，手順書等に基づき，次に掲げる製品の品質管理に係る業務を計画的かつ適切に行わせなければならない．
> 十二　その他品質管理のために必要な業務

**3**
**FACTやISOに基づいたQMS**

> 平成二十六年十月九日付薬食監麻発 1009 第 1 号通知
>
> (21) その他品質管理のために必要な業務: 第 2 項第 12 号の「その他品質管理のために必要な業務」とは，例えば，次の業務をいうものであること.
>
> イ．原料及び資材の供給者管理
>
> 原料又は資材の供給者について次のような管理を行うこと．なお，「供給者」とは，原料及び資材の製造業者，代理店，仲介業者，貿易業者，流通業者等を総称するものであり，例えばドナーから細胞若しくは組織を採取した医療施設等も含まれるものであるが，ここでは… (中略)
>
> (ア) 原料及び資材については，品質部門によって承認された供給者から購入するとともに，あらかじめ定められた規格に適合するものであることを確認した上で受け入れることとし，それらについて製品標準書等に記載しておくこと．
>
> (イ) 重要な原料及び資材に関しては，供給者との間で製造及び品質に関する取決めを行うこと．
>
> (ウ) 供給者と取り決めた内容に従って製造及び品質の管理がなされていることを品質リスクに応じて適切に確認すること．(以下略)

## ▶FACT や ISO に基づく QMS

(1) 原料の供給機関としての QMS

　　原料に対する品質マネジメントシステム（QMS）を構築しなければならないことは前項のとおりであるが，その品質管理の手法については，日本における GCTP 省令の他，欧米の The Foundation for the Accreditation of Cellular Therapy (FACT) 基準[1]などが参考となる．FACT には FACT-JACIE (The Joint Accreditation Committee of ISCT-EBMT)【造血細胞治療】，FACT-IEC (Immune Effector Cells)【免疫エフェクター細胞】などがあり，いずれも Part A は用語・原則，Part B は臨床プログラム，Part C は細胞採取，Part D は細胞調製について，一般，要員，品質管理，方法と手順，記録等について記載されている．医療機関は「原料等の供給機関」としてこの FACT 等を参照し，当院から送り出すアフェレーシス産物は再生医療等製品を製造するための「適格な原料」であることを保証するシステムを構築する必要がある．

(2) 投与機関としての QMS

　　医療機関は「製品の投与機関」であり，当院における QMS 体制イメージ図

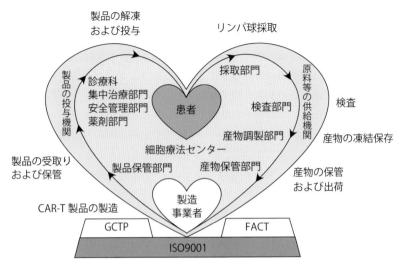

**図1** 当院におけるQMS体制イメージ図

図1 のように，その中心に患者さんがいることは明らかで，患者さんの細胞という原料の採取から患者さんへの製品投与に至るまでの多くのプロセスすべてにおいて，その品質を担保し続けることが重要である．

図1 のように，当院は「原料等の供給機関」として FACT に基づいた品質管理を実施し，「製品の投与機関」としては 2018 年 3 月に取得した ISO9001 に基づく QMS 活動がそのベースとなっている．採取部門での原料採取，検査部門での検体検査，産物調製部門での調製作業，保管部門での保管管理や搬送，診療科における疾患コントロール，解凍・投与作業，集中治療や安全管理，薬剤部門の投与後の副作用や薬剤管理など多くの部門が一体となり，当院の ISO 品質方針「患者さん中心の開かれた病院として　安全で良質な医療サービスを提供するために　職員全員で継続的な改善活動を重ねていく」に則り，CAR-T 細胞療法の品質を保証する活動を実践している．

## ▶品質リスクマネジメント

医薬品においては『品質リスクマネジメントに関するガイドライン』[2] (ICH Q9) が日米 EU の医薬品規制調和国際会議 International Council for Harmonisation of Technical Requirements for Pharmaceuticals for Human Use（ICH）にて制定されており，日本の再生医療等製品においても GCTP 省令にてこれ

に沿った対応がとられている.

　そして, 再生医療等製品については, その特性が医薬品よりも複雑であることから, その品質・安全性の評価・確保は, ICHQ9 を参照とし, 審査の対象となる製品の臨床適用におけるさまざまなリスク, および品質・有効性・安全性に関する製品固有のリスク因子を特定し, その影響の度合いを科学的に評価するリスクベースアプローチが原則となる. C-RACT ではセンター長を筆頭にCAR-T 委員会を立ち上げインシデント報告や実務に関わる問題点の抽出, 対策などについて議論しており, CAR-T 細胞療法リスクマネジメント **図2** に示すように, 製造オーダーから投与までの全 12 工程を分類し, 工程毎にリスク特定, 分析, 評価をするとともに, 優先順位をつけそのリスク低減策を実践し, 低減後のリスクを受容できるか否かといったリスク解析を実施した. これらの結果により, リスクという目に見えないものを可視化することで重点的に対策すべき事項などが明確にわかる.

　例えば, 導入当初に一番頻度の高かったアフェレーシス産物出庫および製品納品の搬送工程に関する逸脱について, 医療機関として主導的に働きかけ, 製薬メーカーと共に搬送業者を巻き込んで徹底的に取り組むことで大幅な改善ができるシステム構築ができた.

| 工程 | リスク特定 | 分類 | リスク分析 | リスク評価 | リスク低減 | リスク受容 |
|---|---|---|---|---|---|---|
| | 何がうまくいかないかもしれないのか | 構造設備（ハード）品質システム（ソフト） | うまくいかない可能性はどれぐらいか | うまくいかなかった場合, どんな結果 /重大性になるのか | 低減のための対策等 | 低減後のリスクを受容できるか否か |

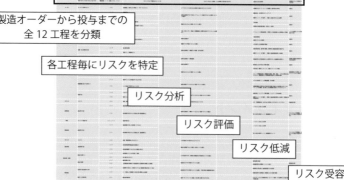

製造オーダーから投与までの全 12 工程を分類

各工程毎にリスクを特定

リスク分析

リスク評価

リスク低減

リスク受容

**図2** CAR-T 細胞療法リスクマネジメント

## まとめ

　細胞療法を実施するには複数の方法（ルート）があり，それぞれ遵守すべき法律や省令は異なるが，いずれの場合も患者さんに安心で良質な医療を提供するためにはその品質を担保する QMS を構築しなければならない．そこで当院では原料等の供給者としての GCTP 省令・FACT 基準や病院全体としての ISO に基づいた QMS 活動を実践している．一般的に，再生医療は医薬品・医療機器と比べ必ずしも品質リスクが低いとはいえず，いかなる手段を用いてもそのリスクをゼロにすることは不可能であるとされており，一連のリスクをいかに低減化するかが QMS のポイントになる．

### 【参考文献】

1) The Foundation for the Accreditation of Cellular Therapy (FACT).
https://www.factglobal.org/standards/
2) 厚生労働省.『品質リスクマネジメントに関するガイドライン』H18.9.1 薬食審査発第 0901004 号薬食監麻発第 0901005 号.

〈松井恵子〉

3

FACTやISOに基づいたQMS

## 2-2 ●臨床現場での準備

# 1 準備すべき手順書や記録書

### ここがポイント

☑ FACT/JACIE に準拠した手順書や記録書の作成および保存が求められる
☑ 製剤毎に異なった内容が多く，複数の書類準備が必要である
☑ 膨大な作業であるが，院内の運用設定や見直しの良い機会と捉える

## はじめに

　CAR-T 細胞療法の施行に含まれる多くのステップに関して，事前に定められた手順書とその記録書が必要となる．それらは，FACT（Foundation for the Accreditation of Cellular Therapy）と JACIE【Joint Accreditation Committee-ISCT（International Society for Cellular Therapy）and EBMT（European Group for Blood and Marrow Transplantation）】が定める「造血細胞治療製品のための採取，調製，投与に関する国際基準」，あるいは，FACT の「免疫エフェクター細胞に関する基準」に準拠することが重要である．製薬会社による CAR-T 細胞療法施設認証はこれらに則って行われている．ただ，FACT/JACIE 基準は本邦での従来のプラクティスからは違和感のある部分も見られる．そこで，本稿では FACT/JACIE 基準に則った上で，本邦での実情に応じた書類の準備について，自験例に基づき概説する．

## ▶アフェレーシスに関する手順書・記録書

　アフェレーシスを用いた細胞採取に関して，各施設とも必要事項を簡潔にまとめた「マニュアル」的な文書は存在すると思われるが，厳格な手順書（全てのステップを網羅した上で，作成日，改定日，改訂内容，作成者，確認者，承認者を含めた版管理がされたもの）は存在しないことが従来の通例と思われる．FACT/JACIE では，細胞採取に関して，責任者の設置，スタッフの教育の実施と記録，標準作業手順書・作業工程記録・ラベルテンプレートの準備を謳っ

ており，実際，CAR-T 監査でも確認の対象となる．また細胞採取の「環境」も重視され，温度・湿度管理や清掃に関する手順や記録も，制定や開示を求められることが多い．さらには，細胞採取に用いる機器（スペクトラオプティアなど）の操作・始業点検・終業点検・使用後の清掃などについても手順と記録が必須とされる．もちろん，アフェレーシスは CAR-T 細胞療法の根幹をなす部分であり，厳格な管理の必要性は理解できるものの，アフェレーシスは臨床部門に属することが多く，このような手順書や記録書の作成・管理がなじまない部分もある．

　京都大学病院では，以前よりアフェレーシスは透析室で行っており，看護師・臨床工学技士・医師がそれぞれに「マニュアル」を有していたが，内容は備忘録の域を出ず，版管理がなされた手順書にはほど遠かった．そこで，CAR-T 開始にあたりこれらの多職種のマニュアルを統一し，末梢血幹細胞採取やその他のリンパ球採取なども含めた「総合手順書」を作成した．これは，上記に述べた環境・機器の管理から始まり，患者の入室から退室までの一連の流れに応じた手順を盛り込んでおり，スタッフ教育など，メーカーによる施設査察で指摘事項が増えれば，その都度改訂するようにしている．ただし記録は，特定の記録書を作るのではなく，患者カルテへの記載で代用している．必要項目は漏れないようにテンプレートを使用し，使用した機器や薬剤のロット番号は写真で取り込むことで誤謬を防いでいる．

　また，CAR-T 細胞療法の種類によって，アフェレーシスの条件が異なり（採取バッグ内に自己血漿を入れるか否か，や，血液処理量の設定），インシデント発生の温床となっているため，製剤毎に「アフェレーシス指示書」を作成し，毎回，担当医師が機器操作に当たる臨床工学技士に提出する運用としている．

## ▶細胞調製に関する手順書・記録書

　院内で細胞調製を必要とする製剤（キムリア®）に関しては，細胞調製施設における作業をカバーする手順書およびその記録書が必要である．作業の流れは製薬会社からのガイダンスとして大まかな手順が示されるため，それをもとに行間を埋め，各施設の状況に応じた手順に「翻訳」する作業が必要である．京都大学病院では，このようにして作成した手順書を元に，さらにクリーンルーム内での作業に必要な指図書を作成し，実際の作業記録を書き込むことで記録書として運用している．

　加えて，細胞調製施設がその機能を維持し，高いレベルでの作業を担保する

ために, 多くの手順書・記録書が必要であるが, これは, GMP 省令（医薬品及び医薬部外品の製造管理及び品質管理の基準に関する省令）あるいは GCTP 省令（再生医療等製品の製造管理及び品質管理の基準に関する省令）に準拠した細胞調製施設においては, すでに備わっている書類である（2-1 ● 1, 2-1 ● 2 の項目参照）.

なお, 細胞療法においては, アフェレーシス産物や製品が, 多くのスタッフや部署間を行き来するが, Chain of Custody（管理の連鎖）を保つことが重要である. 各部門が作成する手順書・記録書には, 細胞を誰が誰からいつ受け取って, 次誰に渡したかという記録を確実に残す仕組みが求められる. また, 移動を伴う場合にはその間の温度記録も必要となるが, ここをどこまで厳密に行うかは, 各製剤によって温度差があるため, 個別対応とし, 過剰な手順をなるべく省くように工夫している.

## ▶細胞取り扱いに関する手順書・記録書

院内で細胞調製をしない製品においても, アフェレーシス産物の梱包・出荷作業があるため, その部分に関しては手順書・記録書が必要になる. また, できあがった CAR-T 細胞に関して, 製薬会社からの搬入・施設内での保管・病棟への払出のプロセスに関しても, 詳細な書類が求められる.

これらのプロセスは, 製薬会社側で事細かに決められているため, 施設側で改訂する要素が少なく, 提供されるマニュアルをそのまま院内運用に用いることも可能である. ただ, 実際の作業に当たっては, 不要な説明を省いたより簡潔な指図書が存在した方が作業しやすく, 記録欄を設けることで同時並行での記録もしやすいことから, 当院では, 独自の手順書・記録書を作成して運用している. ただ, 各製品によって微妙に作業手順が異なるため, 製品毎の書類作成が必要である. また払出時においては, 凍結保存されている製品を融解する場所や手順も規定が異なるため, 診療科サイドとの相談が必要である.

いずれの手順書・記録書も実際の作業時には紙媒体で運用しているが, スキャナ取り込みした電子版を正本として扱う取決めとしている. このような文書取扱の手順など, 基本的な手順は別に予め定める必要がある. 作業するスタッフの教育訓練の手順・記録などについても同様であり, 京都大学病院では検査部が受検する ISO15189 認証において整備済みの手順を CAR-T 作業時にも使用している.

## ▶細胞投与やその後の経過観察に関する手順

　CAR-T 細胞を病棟で投与する手技や，その後の経過観察に関する内容は，臨床現場の診療に相当するため，手順書や記録書で作成して行う行為ではなく，FACT/JACIE でもそれは求められていない．しかし，適切な責任者を設定し，投与時の手順をマニュアル化しておくことや，投与後の変化（例えばサイトカイン放出症候群）に対して，経験の少ない医師でも画一的な対応ができるような準備は必要であろう．また，重症の CRS を起こした際に，どのタイミングで集中治療室に移動するかについても，事前の取決めで基準を明確にしておくことが望ましい．さらには，退院のタイミングと退院前検査，紹介患者の場合紹介元への逆紹介の是非，その後の定期フォローアップの方法などについても，大まかに決めておくと，統一した診療が可能となり，臨床研究においても扱いがたやすい．

　京都大学病院では，投与時の細かなステップや，投与後の経過観察について，医師・看護師でフローを整理し（5-1 ● 1，5-1 ● 2 の項目参照），定期的に見直すことで，安全かつ効率的な運用を目指している．

## ▶細胞療法運用全体に関する手順

　CAR-T 細胞療法は，その運用の善し悪しが，各患者の予後を左右し，施設全体のキャパシティを決めうる治療である．そのため，限られた製造枠やアフェレーシス枠をどの症例に割り振るか，様々な理由によりキャンセルが発生したときにどのように順番待ち症例を繰り上げるか，紹介元との情報共有はどの程度の頻度で行うか，投与日の設定は何を優先して行うか，新規 CAR-T 細胞療法はどのように採用を決定するか，など，多岐にわたる内容に対し一つひとつ最適解を見つけていく必要がある．しかし，これらは現時点でも試行錯誤しており，運用全体の「手順」としては確立できていない．ただ，各場面での決定プロセスを詳細に記録に残すことは重要であり，特に個別の症例におけるCAR-T 細胞療法の適格性判断や日程設定に関する事項は，診療記録に準じる事項であり，カルテ内に保存が望ましい．

　京都大学病院では診療科内でのカンファレンス，CAR-T 細胞療法に特化した院内委員会，また細胞療法全体に関する会議など，様々なレベルでの会議を定期的に行っているが，いずれもその議事内容を確実に残し，定期的に見返すことでよりよい運用を目指す上での資料としている．

## まとめ

　CAR-T に関する手順書や記録書を整備することは，細胞療法全体に関する院内の運用決定，見直しに直結する重要な作業である．各部門の柔軟性を残しつつも，画一した診療を提供するためのツールとして，（無味乾燥な作業と思わず）積極的に取り組むことが重要である．

〈新井康之〉

## 2-2 ●臨床現場での準備

# 2 他施設や製薬会社との連携

### ここがポイント

- ☑ CAR-T 細胞療法は，院外においてもチーム医療であり，施設間連携が重要
- ☑ 近隣の地域圏ネットワークを作り，症例の紹介も含めた情報共有が理想的
- ☑ 製薬会社とも連携し，全てのプロセスが滞りなく進むことを，医療機関側からも確認する

### はじめに

　CAR-T 細胞療法をはじめとした細胞療法は，各施設が個別に孤独に取り組むものではなく，他施設やその製品を提供する製薬会社と十分に連携をとるべきであり，そうして初めて効率的かつ安全な運用ができるものと考える．本稿では，細胞療法における施設間連携と製薬会社との連携について，具体例を挙げながら概説する．

### ▶施設間連携の重要性

　新たに CAR-T 細胞療法を導入する際，ハード面，ソフト面での様々な準備が必要になるが，先行施設での実経験の共有が効率よい準備に必須である．施設監査にあたって準備すべき手順書や記録書類，診療開始に当たって整えるべき体制，患者リクルートのコツなどが特に役立つアドバイスとなりうる．こうした連携や情報共有を円滑に行うため，日本輸血・細胞治療学会では，「CAR-T 療法タスクフォース」を立ち上げ，主に先行施設に所属するメンバーが経験に基づくアドバイスを提供できる体制を作っている．施設によって問題点に差違はあるものの，直面する障害は非常によく似ていることが多いため，孤独に悩むよりも積極的に問い合わせて議論する方が解決が早い．

　実際の運用が始まると，症例適格性の判断（特に難治例），アフェレーシスの可否（特にリンパ球極少症例や乳児），ブリッジング治療や後治療の選択な

どで迷うケースがしばしば発生する．また，使用可能なアフェレーシス枠や製造枠には施設側・製造側の制限が多く存在するため，例えば aggressive 症例では，複数の CAR-T 実施施設に同一症例が紹介されているケースも散見されているなど，全体としては最適な運用がなされていない実態がある．

　これらの状況を鑑みると，各施設が持つ運用上の問題点・解決策や，症例受入可能状況を，地域圏の実施施設間で共有する枠組が必要である．京都大学では，2023 年 1 月に CAR-T 細胞療法に関する関西圏連携ネットワーク（CAR-T Region-Wide Network in Kansai; CRoWN-K）の立ち上げに協力し，運用上の協働だけでなく，製造販売企業側への問題提起，将来的には，多施設共同研究を行う受け皿となるなど，医療機関・アカデミア発の俯瞰的な組織を目指してネットワーク拡充に取り組んでいる．

## ▶製薬会社との連携の重要性

　CAR-T 細胞療法の導入にあたり，製薬会社からの施設監査は綿密に行われるが，逆の監査，すなわち医療機関側が製薬会社側の指示系統や体制を調査することは元来想定されていなかった．しかし，医療機関としては，患者に特定の製薬会社が販売する CAR-T 細胞療法を提案し，代替の利かない自らの細胞を預け，製造依頼をする以上，「投与に値する安全で効果的な細胞を供給する能力」があるか，自らの責任でその製薬会社の状況を確認する必要があると考える．

　京都大学では，CAR-T 商用運用を開始してからの 1 年間は，特にロジスティック面（細胞の集荷・配送関連）で製薬会社側の逸脱事案が非常に多く，その中には，宛先間違いや温度ロガーの記録ミスなど，細胞の取り違えや品質不良につながりうる重大なインシデントも含まれていた．そこで，当該メーカーと連携し，逸脱の事由やその背景因子の解析，再発予防策の検討をともに行った．製造所のメンバーから「ラストワンマイル」に相当する医療機関への細胞集荷・配送を行う作業員にいたるまで，関係者全員が細胞療法の成功のために欠かせない存在であることを改めて認識した上で，全ての手順書・記録書が医療機関内や製造所内部のみならず，配送も含めたロジスティック面においても適切に作られているかを逐次確認した．製薬会社は契約先の卸会社の手順や記録，評価は行っているが，さらに孫契約された搬送業者のチェックまではできていないことが多く，この取り組みにおいて，医療機関から働きかけて初めてチェックが入った状態である．この作業によって抽出された問題点を改善

することで，現在ではロジスティック面の逸脱はほぼ発生していない．

このようなインシデント対応の経験を踏まえ，京都大学では，新規 CAR-T 細胞療法の導入の際に，前もって医療機関から製薬会社側の状況を確認するような「逆監査」を行っている．逆監査においては，逸脱発生時の対応や，規格外製品治験に移行した際の体制移管，さらには，搬送・保管を担当する業者の手順書管理状況などを尋ねることで，関係者のロジスティック面での成熟度が推測できる．不十分と判断した場合には，改善を要求することで，より安全な細胞療法の運用に寄与している．インシデント発生時にも同様の監査を行い，十分な対応がなされるまで，新たな製造申し込みは中断するようにしている．

各製薬会社は，自らの経験で様々な TIPS を持っているものの，企業間の連携はほぼ期待できないため，企業の成長は，医療機関を通じて共有される情報に依存する部分が多い．細胞療法全体の発展のためには，今後企業間連携も発展させる必要があろう．

## まとめ

CAR-T 細胞療法においては，導入前・導入後，全てのタイミングにおいて，近隣施設間連携や製薬会社との連携が極めて重要である．

〈新井康之〉

2 他施設や製薬会社との連携

## 2-3 ●適格性と患者選択

# 1 保険診療上の適格性と 施設における受入基準

## ここがポイント

☑ CAR-T 細胞療法の適格性は,「最適使用推進ガイドライン」を丁寧に確認する
☑ 年齢や病勢など,治療施設としての受入基準を事前に定めておくことが望ましい
☑ 受入基準は,各施設の医療資源に依存するところが多く,他施設との差違を
十分認識しておくことが重要である

## はじめに

　CAR-T 細胞療法の実施において,保険診療上の適格性を遵守することが最重要である.適格性に関しては,各製剤における「最適使用推進ガイドライン(再生医療等製品)」が発刊されており,これを厳密に守る必要がある.適格性は治験での組み入れ基準などをもとに承認されているため,悪性リンパ腫に関しては,製剤毎に微妙な適応の違いがあることに留意する.その上で,各治療施設において,適格性を満たす症例のうち,どこまでの患者を受け入れるか(特に年齢と病勢コントロール)を予め決定しておく必要がある.本稿では,適格性を判断する上での留意点と,京都大学病院の受入基準に関して大原則について概説する.

## ▶B 細胞性急性リンパ芽球性白血病 (B-ALL)

　B-ALL に関しては,25 歳以下の症例に限りキムリア®が適応を有しており,最適使用推進ガイドライン(チサゲンレクルユーセル(キムリア®) 令和4年8月改訂版)を参照にする.対象症例としては,初発例では2レジメン以上に対する寛解導入不能例,あるいは,再発後1レジメン以上の化学療法で再寛解導入不能例と規定されており,それらのうち,同種移植不適応症例,あるいは,同種移植後再発症例が適応となる.ただし,フローサイトメトリーや免疫染色でCD19陽性が確認できない場合,髄外単独再発の場合,活動性の中枢神経

病変がある場合，同種移植後 6 か月以内の場合，移植後の GVHD（グレード2-4 の急性 GVHD，あるいは，広汎性慢性 GVHD）を有する場合は，不適格になることを留意する必要がある．

このような適格性と，全体の治療スキームから考えると，B-ALL に関して，同種移植後の再発に対して CAR-T 投与を検討する症例が多いと思われるが，過去に受けた移植のドナー種類については規定がなく，たとえ HLA 半合致移植（ハプロ移植）後でも問題ない．ただ，同種移植後の場合，採取されるアフェレーシス産物は，通常同種ドナー由来の T 細胞であり，CAR-T 投与においてはアロ T 細胞が活性化した状態で輸注されることになるため，投与時点で重度の GVHD を有しないことが重要である．また，中枢神経病変は「コントロールされていること」が条件とされているが，その定義は示されておらず，各施設の判断になる．京都大学病院においては，腫瘤や髄液中の異常細胞が残っていても，十分な中枢神経に対する治療が入っており，増悪がなければ投与を許容することが多い．ただ，この場合には，投与後の psudo-progression や，ICANS による中枢神経症状の発現に十分注意する．

このようなガイドライン上の規定を満たしていれば，あるいは今後の治療によって満たす可能性が十分高ければ，京都大学病院では断ることなく紹介を受け入れている．特に病勢コントロールが難しい症例に関しては，末梢血に芽球が多く出た状態でも T 細胞のアフェレーシスは可能であるし，結果的に full blast に近い状態の症例でも投与経験を複数有している．1 歳に満たない乳児白血病症例でもアフェレーシスや投与，その後の管理も問題なく可能であると考える．

## ▶悪性リンパ腫

現在，びまん性大細胞型 B 細胞リンパ腫（DLBCL）と濾胞性リンパ腫（FL）に対して，キムリア®，ブレヤンジ®，イエスカルタ®が本邦では使用可能であり，それぞれ最適使用推進ガイドライン（チサゲンレクルユーセル（キムリア®）令和 4 年 8 月改訂版，リソカブタゲン マラルユーセル（ブレヤンジ®）令和 4 年 12 月改訂，アキシカブタゲン シロルユーセル（イエスカルタ®）令和 4 年 12 月改訂）を参照に概説する．

DLBCL に関しては，キムリアにおいて，初発の患者では 2 レジメン以上で寛解導入不可の場合，あるいは，再発例では救援化学療法 1 レジメンで寛解に入らなければ適格性を満たす．FL からの形質転換症例でも，合計 2 レジメン

以上で寛解とならなければ適格性があるが，形質転換以降に少なくとも1レジメンを投与していることが条件となる．一部の病型（縦隔原発など）は適応にならないことに注意が必要である．いずれも，自家移植の適応なし，あるいは，自家移植後の再発症例が適応となるが，同種移植後は適応とならない．中枢神経浸潤は「コントロールされていること」が求められ，京都大学病院では，中枢神経の治療がなされており，腫瘍の経時的な増大がなければ，投与を許容している．

ブレヤンジは，二次治療（セカンドライン）からDLBCLに適応を有している．縦隔原発も含めたDLBCL全般に適応を持つが，中枢神経原発の場合は適応外である．自家移植の適応がある場合は投与対象にならないが，同種移植後でも適応になることがユニークである．

イエスカルタも，DLBCLに対してセカンドラインから適応を持っている．ただし，再発症例では通算2レジメンが投与されている必要がある．縦隔原発，中枢神経原発含めたDLBCLが広く適応になるが，中枢神経に病変がある場合は投与対象とならない．また同種移植後は不適である．

FLに対しては，初発例では2レジメン以上の化学療法で寛解が得られない症例や，再発症例では再発後1レジメンで奏効が得られなかった場合，キムリアが使用可能である．一方，ブレヤンジはFLに対してもセカンドラインから使用可能だが，病理診断がgrade 3Bであることが必須条件である．イエスカルタは，形質転換がないFLは適格外である．

このように，悪性リンパ腫に対するCAR-T細胞療法は適格性が極めて複雑で，特に形質転換症例，同種移植後症例，中枢神経病変症例では，各製剤での適応が微妙に異なっているため，最新版の最適使用推進ガイドラインを常に確認する必要がある．

その一方で，施設としての患者受入基準は，ガイドライン基準に準拠した上で，施設キャパシティの問題などから，いくつかの制限を設けられることが多い．その一つは年齢で，京都大学病院において，当初は自家末梢血幹細胞移植と同様の70歳を上限に設定していた．しかし，症例を重ねると，自家移植よりも侵襲が低く，また，投与可能症例数も増加したことから，現在は75歳に設定している．米国の例などを見ると，もう少し上限の引き上げは可能そうであるが，その他の併存疾患管理に難渋する可能性を鑑み，一定の線引きをしている．また，病勢について，当初は化学療法で病勢コントロールが付いていない症例は引き受けを断っていた．しかし，polaBRなどの新レジメンの登場や，ブリッジング療法中の積極的な放射線照射などにより，CAR-T直前には当初

の想定以上に良好な病勢が得られている症例が増えていることから，病勢を理由に適格性なしと判断することは，極力避けている．

## ▶ 多発性骨髄腫

現時点では，アベクマ®が唯一の薬剤であり，最適使用推進ガイドライン（イデカブタゲン ビクルユーセル（アベクマ®）　令和 4 年 4 月）を参照にする．治療抵抗性の骨髄腫のうち，いわゆるトリプレット（免疫調節薬，プロテアソーム阻害薬，および，抗 CD38 モノクローナル抗体製剤）を含む 3 レジメン以上の前治療歴を有し，治療効果が得られていない症例が対象となる．形質細胞白血病に至っている症例や，中枢神経病変がある場合，あるいは同種移植歴があれば不適格になる．ここに年齢制限（75 歳）を加えたものが，京都大学病院における受入基準である．

### まとめ

CAR-T 各製剤について適格性を概説し，自施設での受入基準も紹介した．限られた医療資源を多く投入する高価な治療であるため，保険診療上の適格性を満たしているか，最適使用推進ガイドラインを照らし合わせて症例毎に丁寧に確認する必要がある．また，施設受入基準は，各施設で提供可能な医療資源に基づいて決定することが重要であり，施設間で差が生じる．他施設と比べた自施設の基準における差違は，十分認識しておくことが重要である．

〈新井康之〉

## 2-3 ●適格性と患者選択

# 2 患者紹介のタイミングと日程調整

### ここがポイント

☑ CAR-T の適格性がある場合，1 コースでも 1 レジメンでも早いアフェレーシスが望ましい

☑ ハイリスク症例では適格性を満たす前からでも準備を始めたい

☑ 細胞療法は「タイミング」が重要な治療であり，余裕を持って治療計画が立てられる早い段階で，治療施設に相談・紹介するのが望ましい

### はじめに

CAR-T 細胞療法を行える施設は限られており，今後も無尽蔵に増える様子もなさそうである．となれば，各施設においては，他院からの紹介患者をどのように扱うかが全体の運用を考える上で重要である．京都大学病院においても，全 CAR-T 症例の 8 割以上が他院からの紹介患者である．

### ▶患者紹介の最適化

再発・難治のリンパ腫で，CAR-T 細胞療法を必要とする症例の他院からの紹介は，保険診療上の適格性を満たした，あるいは満たしそうな時点で速やかに紹介をしていただくようにしている．ただし，この適格性も定期的に見直しがなされているため，最新版の最適使用推進ガイドラインを把握しておく必要がある．紹介患者の受入は，「チーム CAR-T」と称する細胞療法担当の医師に第一報が入ることが多い．担当医師は，年齢，診断，治療歴，現在の状況を手短に聴取し，その場で CAR-T 適格性を即答できるように日々鍛錬を積んでいる．ただ，意見が分かれる症例として，例えば salvage の化学療法から自家末梢血幹細胞移植に進むべきか，あるいは，CAR-T 投与に進むべきかといった，まだリアルワールドでのエビデンスや経験が十分ではないケースについては，京都大学病院としての基本的方針をカンファレンスでも定期的に議論し，

JCOPY 498-22544

判断している．適格性の速やかな判断だけではなく，ある程度の受入可能日程も速やかに伝えることが重要である．そこで，当院では，院内のアフェレーシス枠や特定の CAR-T 製品の製造枠は 24 時間 365 日どこからでも確認できるように，細胞療法依頼システム（REservation and Application for Cellular Therapy Bundle，略称 REACT-B）が稼動しており，適格性判断と合わせて，大まかなアフェレーシスタイミングをも提示することができる．

　ファーストコンタクトで適格性と大まかな日程をお伝えする，いわば「ワンストップサービス」を提供することで，紹介元の先生方には，確実に CAR-T 治療につなげられるという安心感を抱いていただくとともに，早いタイミングからアフェレーシスに向けた治療計画を調整いただくことが可能となる．製剤によっては，アフェレーシス前の一定期間に休薬が推奨されている薬剤もあり，また，ベンダムスチンなど特定の薬剤は，アフェレーシスや製造効率に影響を及ぼす可能性がある（製造失敗：4-1 ● 1 の項目）ため，この辺りの情報を早い段階で共有することが重要である．この時点では，各メーカーが用意している紹介用シートの記入などは必須としないが，病理標本や画像・採血結果などを後日に設定する患者受診日までに用意いただく必要がある．

　寄せられた患者情報は，診療科と細胞療法センターが毎週行うカンファレンスで共有し，治療適格性の再確認と，最適なスケジュール調整を行う．基本的には First come, First served.（早い者順）の方針であるが，double hit リンパ腫や ALL 症例のように，病勢コントロールが難しく，アフェレーシスのタイミングが限られている症例は，Fast track と位置づけ，紹介時期によらず，なるべく早い採取を心がけている．また，紹介時点では適格性を有さないものの，近々適格性を満たしそうな症例も，積極的に治療に向けた準備を進めるようにする．特に高悪性度のリンパ腫に対しては「先制的アフェレーシス」（myc 遺伝子を含む転座を持つようなリンパ腫に対して，CAR-T 細胞療法の適格性を満たす前にリンパ球アフェレーシスを済ませ，院内に凍結保存しておくことを指す．CAR-T 細胞療法の適格性を満たした時点で，質の良いリンパ球を用いて速やかに製造開始を目指すことができる）を実施しており，その適応も，上記の会議で決定している．

　アフェレーシス日程において重要なことは，1 コースでも早く（同一レジメンでも 3 コース目の後よりは 2 コース目の後に採取する，など），かつ，1 レジメンでも早く（濃厚な化学療法歴があると，リンパ球採取に難渋したり，その後の製造不良・増殖不良のリスクが高い）アフェレーシスを行うことである．どの日程にするかは，現状の治療方針，効果，合併症の状況を見ながら，最終

的に主治医と細胞療法センター医師との協議で決定している.

　アフェレーシス前には，全例，外来受診をいただき，治療の説明および同意取得を行っている．この際には，医師のみならず，病棟看護師が同席する（京都大学病院の外来には，通常，看護師の同席はない）ことで，これまで長期間にわたり治療を受けてきた患者さんの病気に対する思いや，家族の支援体制を短時間で確実に聴取し，患者さんに寄り添った診療の提供に役立てている．血球減少が遷延しているなどの理由でどうしても受診ができない場合には，紹介元にご協力を得て，Web アプリによる遠隔診療を行うことで，外来受診の代替とすることもある．

## まとめ

　CAR-T 細胞療法を成功させるためには，最適のタイミングで治療施設に患者を紹介することが重要である．適格性があると考えれば，少しでも早くリンパ球採取をすべきである．

〈新井康之〉

3-1 ●アフェレーシス

# 1

## リンパ球アフェレーシスの原理と手技

### ここがポイント

- ☑ 遠心分離を用いた体外循環でリンパ球を採取する
- ☑ 穿刺またはカテーテルが必要
- ☑ 脱血と送血の両方がスムーズであることが大切
- ☑ 患者体重およびヘマトクリット (Ht) 値に応じて RBC 充填が必要
- ☑ 遠心分離器への回路取付は慎重に
- ☑ 良好な脱血と採取プリファレンスの維持が採取効率を高める
- ☑ 装置ビューポート (窓) から色調の変化を頻繁にチェックし流れをつかむ
- ☑ 発生しやすいトラブル対応は覚えておく！

### はじめに

　CAR-T アフェレーシスで必要とする細胞はリンパ球である．患者の全血を回路内に取り出し遠心分離をかけて必要な細胞をバッグに集め，それ以外の血液成分は患者に返す．採取装置は 2023 年現在 3 社（ヘモネティクス: CCS，フレゼニウス: COM.TEC，テルモ BCT: スペクトラオプティア）から販売されており，当院ではスペクトラオプティアを用いてリンパ球採取を行っている．

### ▶バスキュラーアクセス

　成人で採血流量 30 〜 70mL/ 分は欲しいため前腕の太い表在静脈穿刺（18G以上の留置針），あるいは血管確保が難しい場合に内頸または鼠径から中心静脈へのダブルルーメンカテーテルが用いられる．

## ▶準備

### (1) 装置と物品

　非常電源用コンセントを用いて装置電源をオンにする．立ち上がったら「システム」設定から毎回時計合わせを行う．準備物品は以下の通りで，手順に定められた温湿度で管理する．

- 生理食塩水 500mL
- 抗凝固剤 ACD-A 液 500mL × 2 ～ 3 本
- 血液回路 IDL セットと装置用タイプⅡフィラー
- 鉗子（必要に応じて）
- 消毒用アルコールと未滅菌手袋
- RBC 製剤（体重 25kg 未満または低 Ht 値の場合）

### (2) プライミング

　CAR-T アフェレーシスは製薬会社毎に手順が定められている．現在のところ全症例でスペクトラオプティアの CMNC モード（continuous mononuclear cell collection：連続式単核球採取モード）を選び血液回路 IDL セットを使用[1]することが認められている．プライミング手順の詳細は取説に任せてここでは省略するがいくつか注意点を記載する．フロントパネルへのカセット装着時はチューブを挟み込まないようにする．装置はチューブを挟み込んでいてもそのままカセットをパネルに落とし込んでいく．遠心分離器への取り付けは回路ねじれを最小にしながら行い，取説のチェックリストで確認する．回転する部分なのでわずかなミスがチューブ閉塞や破断につながる可能性がある．回路取付後，装置は回路チェックを行うがここでエラーが発生した場合は取付を再確認する．それでもエラーが再発する場合はまれに回路不具合も存在するので，この場合は回路「取り外し」を行い新しい回路で準備する．不具合の疑われる回路はメーカーへ提出し調査してもらう．当院でも非常にまれではあるが回路不具合を報告している．

### (3) RBC 充填

　患者体重 25kg 未満または Ht 値が低い，あるいはリンパ球が少ない場合に RBC 1 ～ 2 単位を充填している．IDL セットの回路充填量は約 250mL だが，遠心分離部分に血球を濃縮させるため実際の充填量による希釈以上に Ht 値は下がる．IDL セットを用いたアフェレーシスによる希釈前後の Ht 値の関係を表に示す 表1 ．また当院でのデータで低 Ht 自体が採取効率を下げることを確認している．これは赤血球が少ないとインターフェイス（回路内の血球と血

**表1** IDLセットにおけるカスタムプライミングでのHt変化

| 患者 | | 体外循環開始後のHt値変化 | |
| --- | --- | --- | --- |
| | | RBC 300mL 充填 | 生食のみ |
| TBV | Ht | Ht 60% | Ht 0% |
| 300mL | 20% | +12% | -17% |
| | 30% | +10% | -26% |
| | 40% | +8% | -28% |
| 600mL | 20% | +7% | -13% |
| | 30% | +5% | -14% |
| | 40% | +4% | -15% |
| 1000mL | 20% | +4% | -8% |
| | 30% | +3% | -9% |
| | 40% | +3% | -10% |
| 1500mL | 20% | +3% | -6% |
| | 30% | +2% | -6% |
| | 40% | +2% | -7% |
| 2000mL | 20% | +2% | -4% |
| | 30% | +2% | -5% |
| | 40% | +1% | -5% |

（テルモBCT資料）

漿の分離境界面）の形成に時間がかかり，またインターフェイス自体が不安定に揺れることが要因ではないかと考えられる．

## ▶採取原理と採取の実際

### （1）設定条件

　プライミング終了後，患者の身長，体重，Ht値を入力する．Ht値は成人の場合，直近のデータから−2％で入力する（実際にアフェレーシスを開始した時に回路内に赤血球を貯め込むことによるHt値の低下を加味）．採血流量は成人で30〜70mL/分，小児で2mL/分/kg程度[2]までとする．目標処理量は300mL/kgまでとするが条件は製剤によって異なる．血漿同時採取が必要な場合もあるのでその時は「処理値」から値を入力する．アフェレーシス時間は2〜4時間程度．RBC充填を行っている場合は開始時の血流速度10mL/分程度でゆっくり回し患者バイタルを確認しながら徐々に速度を上げる．ACD-A液の投与比率AC比は12：1の初期設定のままとする．回路凝固のリスクは低いが血中イオン化Caが低下するので随時採血，測定し返血側からグルコン酸カ

ルシウム（カルチコール®）の持続投与が必要となる．

## (2) 採取原理と調整

CMNC モードでは低めの回転数で遠心分離され回路コネクタ部分でインターフェイスが作られる 図1．この時，血小板は血漿中に分散し白血球はリンパ球から好中球まで緩くバフィーコートを形成していると考えられる．白血球の中でもリンパ球は比重の軽い層に位置し 図2，これを集めるには採取ラインの色調を採取プリファレンスツール（Ht の色調の目安）の右から 2 番目（Ht 2%）維持を目標とする 図3．製薬会社によっては赤血球の混入を少な目にする指示があるので右から 3 番目（Ht 3%）以上は避けるのが望ましい．スペクトラオプティアの AIM システム（光学的検出システム）は開始時，最も比重の軽い血漿〜血小板層から少しずつ深い層を探るようにインターフェイスを形成する．薄い採取プリファレンスを迷う時間が長いと採取効率が下がり，また血小板を多めに採取してしまう．この原因として実際の患者 Ht 値よりも入力 Ht 値が高いことが多く，その時は 1 〜 2%ずつ入力値を下げて対応する．また他の要因として患者白血球数が多い場合もあり，その時は採取ポンプ流量を 1.0 〜 1.5mL/ 分にあげる[3]（ただし製薬会社の手順書を逸脱しないこと）．白血球が回路コネクタ部分に貯まっている時はインターフェイスを装置ビュー

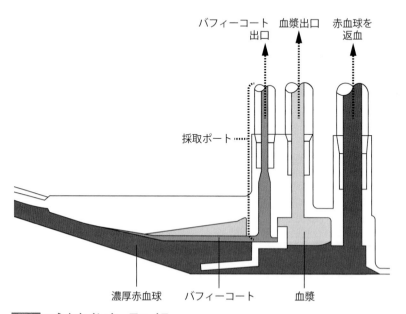

バフィーコート
出口　　血漿出口　　赤血球を
　　　　　　　　　　　返血

採取ポート

濃厚赤血球　　バフィーコート　　血漿

**図1** コネクタインターフェイス

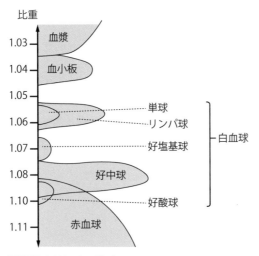

**図2** 血液細胞の比重

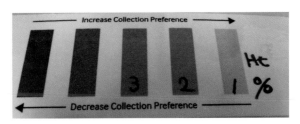

**図3** 採取プリファレンスツール

ポートから確認するとぼやけた厚いバフィーコートが見えることが多い．運転中は頻回の採取プリファレンスの目視確認に努め調整する．

**(3) 採取終了**

　目標処理量が終了すると装置はリンスバッグと採取バッグのシール画面へ変わる．手順にそって時間を記録しシールとリンスバッグを行う．ただし RBC 充填を行っている体重 25kg 未満であれば血液ボリュームの観点からリンスバッグはしないことが多い．また成人の1回の採取において血小板数は 30〜40％程度低下するとされる[4]．当院の小児症例では 50％程度下がった経験があり，採取前後に血小板輸血が行われることもある．

## ▶装置関連のトラブルシューティング

### （1） 脱血不良

　穿刺ならホットパックでの加温，軽い駆血，針先の調整，生食フラッシュなどを行う．それでも取れないなら再穿刺が必要だが，開始時に流量30mL/分しか回らなくても温めて1時間程たてば50mL/分位まで上げられることは多い．開始時に収縮していた血管が緊張のほぐれと血流によって徐々に拡張していくためと考えられる．この意味でも開始前から患者さんへの丁寧なアフェレーシスの説明は大切になる．カテーテルを使用している場合は体位変換（枕の高さを変える，少し右側臥位など）や生食フラッシュを行う．送脱血を逆接続する方法も良いが一部再循環してしまうことを承知の上での施行となる．それでも取れない場合はカテーテルの固定を外し調整（回転など）が必要になる．

### （2）送血圧上昇，遠心分離器圧上昇

　回路の屈曲，針先位置，回路内凝固などが疑われる．回路の確認，針先の生食フラッシュや調整で改善が見られない場合は回路内凝固が濃厚であり，凝血塊が見られる場合は採取を終了する．コネクタ内の血小板凝集の時点であればAC比を8：1に一時的に上げ，凝集が取れればそのまま継続できる[1]．回路内凝固にてリンスバッグを実施するかは凝固の程度次第だが凝血塊を送るリスクを考えると無理にしない方が良い．寒冷凝集の可能性がある場合はプライミングの段階であらかじめ温生食を使用して回路を温めておくのも一つの方法である．当院では寒冷凝集症患者に室温加温，プライミング生食加温，血液回路加温での細胞採取を実施している．

### （3）インターフェイス形成がうまくいかない

　先に述べたように薄い採取プリファレンスを取り続ける場合は入力 Ht 値を下げる，または採取ポンプ速度を上げる．脱血不良が頻発する時もインターフェイスは揺れ，血小板と赤血球の混入を増加させる．高い流量で脱血不良を繰り返すより，いったん流量を下げてから安定した脱血を目指す方が好ましい．

## おわりに

　CAR-T 製剤は現在3つの製薬会社から4種類の製剤が保険適用となっている．また複数の治験が予定されており今後はさらに製剤数，症例数ともに増加していくことが確実視されている．アフェレーシス手順は共通の部分も多いが詳細は異なるので製剤数の増加に対応したリスク管理が必要になる．現在はそれぞれに対応したアフェレーシスチェックリストを作成し，これをダブル

チェック体制で使用している．各製薬会社の手順に機密保持があるため公開できる範囲は限られているが，学会等を通して情報共有していきたい．

## 【参考文献】

1) TERUMOBCT. スペクトラオプティア取扱説明書. 2018. p.117-130.
2) 和田尚弘, 澤田真理子. 新生児に対する急性血液浄化療法の施行方法. In: 茨 聡. 体外循環による新生児急性血液浄化療法マニュアル. 大阪: メディカ出版; 2014. p.43-76.
3) TERUMOBCT. スペクトラオプティア取扱説明書 CMNC 手順ガイド. 2014. p.59.
4) 井福武志, 竹内正志, 木下 隆. 末梢血幹細胞採取の概要. 日本アフェレシス学会雑誌. 2016; 35: 225.

〈吉田和広〉

**1**
リンパ球アフェレーシスの原理と手技

## 3-1 ●アフェレーシス

# 2 アフェレーシスの計画と効率化

### ここがポイント

☑ 各 CAR-T 製剤の，手順や産物の規格基準に対応したアフェレーシス計画が必要である

☑ 末梢血 T 細胞が減少している症例では，必要な血液処理量が多く，採取困難な症例がある

☑ 採取効率を高めるとともに，アフェレーシス計画を最適化する取り組みが重要である

## はじめに

　白血球アフェレーシスによる自家 T 細胞採取は，CAR-T 細胞療法の初めの第一歩である．CAR-T 細胞療法における白血球アフェレーシスは，自家末梢血幹細胞採取やドナーリンパ球採取と共通する手技であるが，CAR-T 細胞療法の対象患者は化学療法を反復して受けているため，通常末梢血 T 細胞減少を伴っており，十分数の T 細胞を得る工夫が必要な症例がある．また，CAR-T 細胞療法の対象は再発難治症例であるため，病勢制御が困難でアフェレーシスを実施できる機会が限定されており，少ないチャンスで確実に必要な T 細胞数を採取する必要がある．そのため，患者背景に応じて，アフェレーシス計画を最適化する必要がある．

## ▶アフェレーシスの計画

　CAR-T 細胞療法では，製剤毎にアフェレーシス手順とアフェレーシス産物の適格基準が少しずつ異なるため，当該製剤について製薬企業と病院の契約締結後に製薬企業から提供される詳細な手順書に沿ってアフェレーシス計画をたてる必要がある．しかし，すべての製剤において共通する部分も多い．

## (1) 血管アクセス

効率の良いアフェレーシスを行うためには，十分な血液処理速度が安定的に維持できる採血および返血ルートを確保することが前提となる．CAR-T 細胞療法の対象患者は，化学療法を反復して受けていることから，末梢静脈に適したルートを確保することが難しいことが多い．症例毎に，直接穿刺もしくは透析用血管カテーテル留置を行うかを選択する運用も想定できるが，当院では，アフェレーシス当日の血管アクセス困難によるスケジュール変更を最小限にするため，通常は前日に透析用血管カテーテルを留置して，アフェレーシスを実施している．

## (2) 血液処理量の決定

製剤によって血液処理量決定のプロセスは少しずつ異なる．多くの製剤では，末梢血リンパ球数の多寡（例えば 500/$\mu$L あるいは，1000/$\mu$L を閾値とした製剤がある）や循環血液量から具体的な血液処理量が規定されており，原則これに従う．製造失敗を経験した症例や濃厚な化学療法歴がある場合など，製造失敗のリスクが高いと考えられる症例では，患者状態が許容される範囲内で，かつ製薬企業窓口に予め相談することで規定を超えて血液処理を行うこともできる．ただし血液処理量と採取細胞数を増やすことが，製造失敗の回避につながるかどうかについては未確定であり，今後の検討が必要である．

一部の製剤では，上記の末梢血リンパ球数を基にした血液処理量の規定に加えて，最終アフェレーシス産物に含まれる，総有核細胞数，CD3 陽性細胞数とその比率が規格値として定められており，これを満たすように血液処理量を設定する必要がある．具体的には，期待されるアフェレーシス採取効率（CE，処理した血液中に含まれる細胞数のうち，採取バッグに採取できた細胞数の割合）が重要で[1]，以下の式によって規格細胞数（より具体的には CD3 陽性細胞数）を得るのに必要な血液処理量が算出される．

$$血液処理量（L）= \frac{規格細胞数（個）}{末梢血細胞数（個/\mu L）\times 10^6（\mu L/L）\times CE 値}$$

当院の過去症例では CE 値は概ね 0.5 〜 0.6 に入るが，患者背景によって値の変動が大きく，完全には予測できないことから，血液処理量は余裕をもって設定する必要がある．当院では，前日までに血液処理量を決定しているが，CD3 陽性細胞数測定をリアルタイムに繰り返して行える体制であれば，血液処理中にアフェレーシスバッグから中間サンプリングを行うことで最終的な血液処理量を決定する運用も想定される．成人では，5 〜 15L の血液処理を行う

ことで，ほとんどの症例において1日のアフェレーシスで$1 \times 10^9$以上のCD3陽性細胞を得ることができるが，末梢血中CD3陽性細胞数が著減している症例（$<100/\mu L$）や，血液処理量の上限が小さい乳幼児症例では，1日での採取完了が困難で2日間の血液処理が必要な場合がある[2]．

## （3）自己血漿採取の有無

CAR-T製剤の一部では，採取バッグ中に自己血漿採取が必要な製剤がある．その場合には，採取開始前に臨床工学技士と手順を確認するとともに，採取バッグを患者から切り離す前に自己血漿が採取済みであることを確認する必要がある．Spectra Optia®では細胞採取前に自己血漿採取を行う設定の選択が可能であり，当院では自己血漿採取が必要な製剤では，細胞採取前に自己血漿採取を行うように設定を行っている．

## （4）アフェレーシス手順取り違え防止

白血球アフェレーシスは，複数種類のCAR-T細胞製剤に対して実施され，また，その他の細胞採取（自家／同種末梢血幹細胞採取，顆粒球採取，ドナーリンパ球採取など）と共通した手順を含むがゆえに，製剤間やその他の細胞採取との手順取り違えの危険性は高い．さらに，CAR-T細胞療法に関するアフェレーシスにおいては，製剤間で，自己血漿採取の有無など細かな規格の違いがある．わずかな設定の違いでも，手順逸脱の結果，アフェレーシス産物の工場受け入れ不可や治療遅延につながる恐れがあることから，手順取り違え防止の体制が重要である．当院では，各製剤に対応したチェック項目リストを作成して，アフェレーシス準備から終了までの過程で各項目をアフェレーシスに関わる複数のスタッフで確認しながら進める運用にしており，チェック項目リストと運用は継続的に更新している．

## （5）アフェレーシス終了の判断

アフェレーシス産物に含まれる細胞数について規格値が設定されていない製剤では，アフェレーシス実施内容を専用Web上で入力した後にアフェレーシス産物を出荷するための梱包作業に移行する．一方，アフェレーシス産物に含まれる細胞数（総有核細胞数，CD3陽性細胞数とその比率）の規格値が設定されている製剤（同時に院内での凍結処理作業が必要である）では，アフェレーシス産物からサンプリングを行い，出荷できる細胞数を確認する．規格値を満たした場合には，アフェレーシス終了とする．もし規格値に満たない場合には，規格値を目指して翌日にもアフェレーシスを実施する．

## （6）小児症例への対応

本邦では2022年時点でB-ALLに適応があるCAR-T製剤はtisagenlecleucel

（チサゲンレクルユーセル）のみであるが，本製剤では小児例でもアフェレーシスで採取が必要な CD3 陽性細胞数は成人の場合と同一である．そのため，血液処理量の上限が限られる体重が小さい症例では，1 日での採取完了が難しい場合がある．当院ではアフェレーシスにおける血液処理量の上限値を，おおむね 300mL/ 体重 kg としているが，その場合，体重 10kg の乳幼児では 3L が 1 日の血液処理量の上限となる．血液処理量が極端に少ないと，処理装置内で遠心分離における層形成が安定しないまま処理を終了することが懸念されるため，これより体重が小さな症例においては，院内で安全性について議論したうえで，300mL/ 体重 kg を超えることを許容して血液処理量が 2.5L を下回らないように慎重に血液処理量を設定している．

　また，これらの血液処理量が少ない症例では，貧血がある場合には，採取効率の改善を目指して事前に積極的に赤血球輸血を行っている．それでも 1 日で採取終了が困難なことが予想される場合には，円滑に採取を行うことを目指して予め 2 日目のアフェレーシスベッドの確保とスタッフ配置の調整を行っている．また体重が小さい症例では，アフェレーシス回路充填に必要な血液量が全血液量に占める割合が大きいことから，体重が小さい症例では回路充填に赤血球製剤を用いている（体重 10kg 未満では 2 単位製剤，10 〜 25kg では 1 単位製剤）．

　体重の小さい小児ではアフェレーシス中の，低カルシウム血症発症リスクが高い．また安静維持のため鎮静薬を使用されていることも多く，低カルシウム血症を自覚症状から知ることは難しい．そこで小児例ではアフェレーシス中に，より綿密に血中イオン化カルシウム値の確認を行い，カルシウム製剤補充速度を調整している．低体温のリスクも成人よりは高いことから，保温に留意してアフェレーシスを実施している．

## ▶アフェレーシス効率化の取り組み

　多くの成人症例では，適切なアフェレーシス計画によって CAR-T 細胞製造に十分な CD3 陽性細胞数を 1 日で採取できるものの，末梢血リンパ球数が著減している症例や，体重が小さい小児症例では十分数の T 細胞を採取することが困難な場合が少なくない．また，限られた機会に確実に T 細胞を採取する必要がある．

　そこで，我々は，兵庫医科大学病院と共同研究で CAR-T 細胞療法を目的としたアフェレーシスを解析して，採取効率に関わる因子の同定と採取効率の予

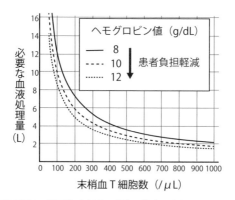

**図1 T 細胞採取に必要な血液処理量の推定の例**
びまん性大細胞型 B 細胞リンパ腫症例において 1×10⁹ 個の T 細胞を得るのに必要な血液処理量を示している
(Jo T, et al. Transplant Cell Ther. 2022; 28: 365.e1-365.e7[4]) より一部改変)

測モデルの作成を行ってきた[3,4]. 108 例を検討した結果では, CAR-T 細胞療法におけるアフェレーシスの採取効率を低下させる患者因子として, ①貧血, ②末梢血 CD3 陽性細胞数高値 (高値だと, 必要な血液処理量は減るが, 採取効率自体は低下する), ③血小板高値の 3 つの因子が同定された.

また, これらの結果に基づいて患者背景から, 規格値の CD3 陽性細胞数を得るために必要な血液処理量が簡便に推定できる早見図を作成した **図1** . 特に, 採取前の末梢血ヘモグロビン値に関しては, 貧血があると, 採取効率が下がり, 必要な血液処理量と処理時間が大きくなる. さらにヘモグロビン値は, 赤血球輸血によって事前に上昇させることが可能で, 採取効率を高めるべく介入できる点で極めて重要である. 当院では, 特に末梢血 CD3 陽性細胞が少ない (<200/μL) 症例では, 輸血のトリガー値を高めに設定してアフェレーシス前に積極的に輸血を行っている. またはアフェレーシス回路のプライミング時に赤血球製剤を使用することで, ヘモグロビン値とヘマトクリット値を維持して, 採取効率を維持するようにしている.

## おわりに

アフェレーシス計画の流れと効率化の取り組みについて概説した. 当院では, より安全で確実な T 細胞採取を目指して, 患者毎に予測採取効率に基づいた最適なアフェレーシス計画を行っている. また貧血症例では積極的に輸血を行

うことで，採取効率の改善を図っている．これらの取り組みによって，T細胞減少症例においてもCAR-T細胞療法を実施できる可能性が高まるとともに，採取細胞数の不足による治療遅延のリスクを低減できることが期待される．また，アフェレーシス効率化の取り組みは，アフェレーシスベッド枠の運用面を含め医療資源の有効利用につながり，最終的には，より多くの患者さんにCAR-T細胞療法をタイムリーに提供することにつながると考えられる．今後も，CAR-T細胞製剤の種類が多様化し，対象となる患者数は増加することは確実で，それに対応して個々の症例におけるアフェレーシス計画の最適化と，アフェレーシス部門のスケジュール運用の効率化を継続していくことが必要である．

**【参考文献】**

1) Tuazon SA, Li A, Gooley T, et al. Factors affecting lymphocyte collection efficiency for the manufacture of chimeric antigen receptor T cells in adults with B-cell malignancies. *Transfusion*. 2019; 59 (5): 1773-1780.

2) Qayed M, McGuirk JP, Myers GD, et al. Leukapheresis guidance and best practices for optimal chimeric antigen receptor T-cell manufacturing. *Cytotherapy*. 2022; 24 (9): 869-878.

3) 城 友泰, 吉原 哲, 新井康之, 他. CD19 CAR-T細胞療法における白血球アフェレーシスの経験 —国内最多2施設による共同研究—. *臨床血液*. 2021; 62 (3): 163-169.

4) Jo T, Yoshihara S, Arai Y, et al. A clinically applicable prediction model to improve T cell collection in chimeric antigen receptor T cell therapy. *Transplant Cell Ther*. 2022; 28 (7): 365.e1-365.e7.

〈城 友泰〉

**2 アフェレーシスの計画と効率化**

## 3-1 ●アフェレーシス

# 3 ＜ CAR-T アフェレーシス中の症状と患者観察

### ここがポイント

☑ アフェレーシスに起因する様々な合併症について理解し，早期発見・対処に努める必要がある

☑ 体動制限などにより安楽障害・ADL 低下が出現する場合がある．患者ができるだけ安全・安楽にアフェレーシスを受けられるよう，配慮が必要である

### はじめに

　アフェレーシス中に起こる症状には，アフェレーシスによる合併症と体動制限などによる安楽障害・ADL 低下があげられる．

　アフェレーシスによる合併症を早期発見し，対処するとともに，患者が安楽に療養できる環境をつくることが重要である．当院では，心電図モニター・SpO_2 モニターを装着し，30 分間隔でバイタルサイン測定と症状確認を行い，プライバシーへの配慮や落ち着いて過ごせるようにするために，可能な限り個室で実施している．

　アフェレーシス中に起こりうる症状について，観察のポイントや対処について述べていく．

### ▶アフェレーシスの合併症

　代表的なアフェレーシスの合併症には，体外循環・迷走神経反射による血圧低下，低カルシウム血症による手指や口唇のしびれ，バスキュラーアクセスの刺入部出血がある．それぞれの原因を 表1 にまとめた．

（1）血圧低下

　体外循環による循環血液量の減少は，CAR-T 療法で使用する血液成分分離装置（Spectra Optia®）の回路の容量が約 250mL あり，循環血液量の減少により血圧低下を起こすことがある．そのため，体重 25kg 以下の小児などの場合，

**表1** アフェレーシス中に起こる合併症とその原因

| 合併症 | 原因 |
|---|---|
| 血圧低下 | 体外循環による循環血液量の減少・迷走神経反射 |
| 低カルシウム血症 | ACD-A 液に含まれるクエン酸によるキレート作用 |
| 刺入部出血 | 穿刺針・カテーテルによる血管損傷 |

**表2** 迷走神経反射 (VVR) の症状と対処

| 症状 | 対処 |
|---|---|
| 欠伸・冷汗・気分不良 | バイタルサインの確認, 以下の症状の確認 |
| 血圧低下・徐脈 | 下肢挙上・補液・0.05%アトロピン硫酸塩投与 |
| 嘔気・嘔吐 | 誤嚥予防のため, 顔を横に向ける・膿盆などの準備, 制吐剤の投与 |
| 意識障害 | 気道確保・救急カートの準備 |
| けいれん | 気道確保・抗けいれん薬投与 |

赤血球輸血を回路内充填する. 通常の輸血よりも投与速度が速くなり, 輸血の副作用症状にも注意が必要となる.

　血圧低下した場合, 原因の判断は医師によって行われるが, 循環血液量の減少が原因の場合, 頭部を下げて下肢挙上し, 患者の自覚症状を確認する. その上で, 医師の指示を確認して補液などの薬剤投与を実施する.

　迷走神経反射は穿刺時の疼痛によって引き起こされ, 欠伸・冷汗・気分不良などの症状に始まり, 悪化すると血圧低下・徐脈・嘔吐・意識消失・けいれんを起こすことがある. 迷走神経反射の症状と対処について, **表2** にまとめた.

　迷走神経反射で血圧低下した場合も, まず頭部を下げて下肢挙上する. 医師の指示を確認して, 補液を行うが, 改善しない場合は 0.05%アトロピン硫酸塩の投与が必要な場合がある. 嘔吐時は, 吐物による窒息・誤嚥を防ぐために, 顔を横に向けることや, 側臥位をとらせるなどの介助が必要となる. 意識障害・けいれんが起こった場合は, 気道確保を行い, そばを離れず人を集め, 救急カートを準備するなど, 急変時の対応が必要になる.

　穿刺時は声かけや室温調整などの配慮を行い, 患者が安心して治療を受けられるように療養環境を整える必要がある. 迷走神経反射は, 特に若年者・低体重者で起こりやすいため, 該当する場合は注意が必要である. オリエンテーションで十分に説明を行うことや, 事前に処置を行う場所を見学するなども不安の軽減に効果的である. 上腕穿刺の場合, 穿刺部位に貼付用局所麻酔薬を使用して, 疼痛を緩和するような介入が必要である.

**3**

CAR-Tアフェレーシス中の症状と患者観察

## (2) 低カルシウム血症

　　低カルシウム血症は，血液保存液A液（ACD-A液）に含まれるクエン酸がカルシウムイオンと結合して除去されることによって起こる．初期症状は手指・口唇のしびれなどの軽度な神経症状から始まり，さらに低下して重症化すると心電図上でQT延長やけいれん・意識消失を起こすこともある．予防のために，カルシウムの補充が必要であり，当院では8.5％カルチコールを持続投与している．イオン化カルシウム値を1時間ごと，または症状出現時に測定し，測定結果によって投与量を医師の指示で調整している．

　　投与量の増量などを行っても症状が改善しない場合は，採血流量を下げることや，AC注入率を下げることも考慮する必要がある．施設によっては，カルシウムを含んだスポーツ飲料を摂取させているところもある．

## (3) 刺入部出血

　　バスキュラーアクセスは肘正中皮静脈や大腿静脈を穿刺する方法と，透析用のブラッドアクセスカテーテル（以下カテーテルとする）を留置する方法がある．両上肢を穿刺する場合，アフェレーシス中の上肢の動きを大きく制限することになる．また，事故抜針の危険もあるため，十分な観察が必要となる．上肢穿刺の場合は，穿刺部の観察のために布団で隠れないようにするなどの対応が必要となる．カテーテルは直径が太いことに加え，抗凝固剤を使用しているため，刺入部からの出血の危険もある．特に鼠径部にカテーテルや穿刺針が留置されている場合では，刺入部を常に露出して観察することができないため，バイタルサイン測定ごとに刺入部を確認することに加えて，当院では出血の早期発見のためにシートタイプの出血感知センサーを使用している．

# ▶体動制限などによる安楽障害・ADL低下

## (1) 安楽障害

　　その他の症状としては，カテーテル留置に伴う体動制限により，同一体位を続けることによる腰痛などの不快感が出現することがある．可能な範囲でベッドのギャッチアップを介助したり，体位変換の介助を行い，患者ができるだけ安楽にアフェレーシスを受けられるように配慮が必要である．

　　カテーテルの場合，脱血不良になるとカテーテルの位置調整や体位の調整が必要となることがある．回路の接続時やカテーテルの調整中は刺入部を露出することになるため，カーテンやドアを閉めるなどの配慮が必要である．体位の調整では，患者の安楽が阻害されてしまうことがあり，安全で確実なアフェ

レーシスが行える範囲で，患者が最も安楽な体位がとれるように工夫と調整が必要である．

　当院では可能な限り個室で実施しているが，療養環境の調整も重要である．長時間の処置となるため，苦痛が最小限になるように，テレビを視聴できることや，読書やタブレット端末などを準備してもらうようオリエンテーションで説明することなど，リラックスできる環境づくりが必要である．

　当院では，ベッドに寝たままテレビが視聴できるようになっており，携帯電話・タブレット端末などの持ち込みも可能となっている．小児では，DVDプレーヤーなどを準備して，お気に入りの映像を見られるようにするなどの配慮をしている．

　当院では，現在の感染管理の状況を考慮して，保護者の付き添いを禁止しているが，状況に応じてどうしても必要な場合は付き添いを検討している．また，チャイルドライフスペシャリスト（CLS）の介入を依頼することもある．処置中の安静が保持できない場合は，小児科医師が常駐して鎮静剤を使用して，安全にアフェレーシスを行えるようにしている．

(2) ADL 低下・排泄

　アフェレーシス中は，体動制限による ADL 低下があり，介助が必要である．なかでも，排泄に関しては使用する ACD-A 液の注入量によって，尿意が出現することがある．

　床上での排泄は患者が慣れていないため難しく，患者の羞恥心やプライバシーに配慮する必要がある．回路を一旦切り離して，トイレに行くことも可能であるが，その場合はカテーテルの事故抜去や刺入部の出血に注意が必要である．トイレまでの移動は，回路を切り離すことになり循環血液量が減少している状態のまま移動することにより，血圧低下のリスクが高いため，室内にトイレがある場合以外は車椅子での移動が望ましい．

【参考文献】
1) 学会認定・アフェレーシスナース制度カリキュラム委員会, 編. 学会認定・アフェレーシスナース制度指定カリキュラム. 2022. p.77-112.
2) 菅野隆浩. "レッグクロス運動による VVR 対策". 2019 年度赤十字血液シンポジウム高松. https://www.bs.jrc.or.jp/csk/bbc/news/migrationfiles/symposium2019_01.pdf, (参照 2023-01-06)

〈片山智元　村﨑真紀子〉

## 3-2 ●細胞調製

# 1 単核球の分離と凍結

## ここがポイント

☑ 厳格な無菌操作を行うこと
☑ 承認された手順書を遵守すること
☑ 可能な限り簡易な手法を構築すること

## はじめに

　アフェレーシスによって採取された細胞は採取バッグ内に保存されており，この採取バッグ内から単核球が分離され細胞製品の原料となる．したがってその分離はその後行われる遺伝子導入や培養操作に備えて厳格な無菌操作が求められる．この要件を満たすためには，作業者自身のスキルはもちろんのことであるが，清浄度が適切に管理された区域の整備，適切に整備された機器や機材を使用することで分離作業の難易度を極力下げることが重要である．またほとんどの場合，採取された細胞は取り直しが困難なため，状況によっては患者の治療の機会そのものを奪うことになりかねない．分離作業でエラーが発生した場合でも製造不可にならないような作業工程の確立が不可欠である．

　当院ではアフェレーシス終了後から細胞凍結開始までの全ての操作を，清浄度が適切に管理されたクリーンルームで行っている．分離作業においては臨床検査技師または臨床培養士の資格を持った要員，もしくはその要員から必要なトレーニングを受けた者だけがこの作業を行っている．また分離作業は必ず作業者，記録者の2名以上の体制での運用を行い，重要な工程はダブルチェックを行っている．より安全に細胞処理を行うため，新しい機器の導入や作業工程は常に見直しを行っており，より安全で確実かつ均一な品質の単核球の分離を目指している．

## ▶遠心

　製造される製品によって求められる条件は異なるが，各医療機関の方法に任される場合もある．当院では無菌接合装置を用いて採取バッグ内のアフェーレース産物を全量分離バッグに移し，予め上清除去用の分離バッグを同様に接続したのちに140g, 10分, 4℃の条件で遠心（ブレーキはオフ）を行っている．分離バッグを遠心機に設置する際は，分離バッグを回転方向に対して水平に設置すること，また遠心力で分離バッグが押し潰されないようにインナーカップとバッグの隙間に適切な緩衝材を入れている．

## ▶上清除去

　遠心終了後，分離スタンドに遠心した分離バッグを設置し，上清をあらかじめ繋いでおいた上清除去用の分離バッグに除去する．その際次の3点に注意が必要である．
　①分離スタンドに設置する際極力揺らさないようにすること
　②分離バッグの上部に存在する気体の部分の除去はゆっくり行うこと（除去部分が気体から液体に変わる際にバフィーコートが舞い上がる可能性がある）
　③分離バッグの下部が折れた状態で分離スタンドに設置しないこと（分離スタンドが機能せず上清除去が不十分になる）
　バフィーコートは極端に白血球が少ない症例を除き，ほとんどの場合視認できるので注意深く観察し，バフィーコートが分離バッグの中央より少し上のあたりで鉗子を用いて上清除去用バッグに繋がるルートを遮断し 図1 ，チューブシーラーを用いて上清除去用のバッグと離断して上清の除去を完了する．上清除去は単核球の分離において細胞数が増減してしまう工程上の重要な作業の一つであり，十分なトレーニングが必要である．当院のデータでは平均76%の上清を除去，除去した上清中に存在する細胞が採取細胞数（細胞の消失率）の1%以下であることを確認している．上清を除去した産物は分離バッグ内でよく混和し，保冷剤の上で次の作業まで冷却しておく．

## ▶凍結保護液作成

　当院では凍結保護液をジメチルスルホキシド（以下 DMSO），生理食塩水，

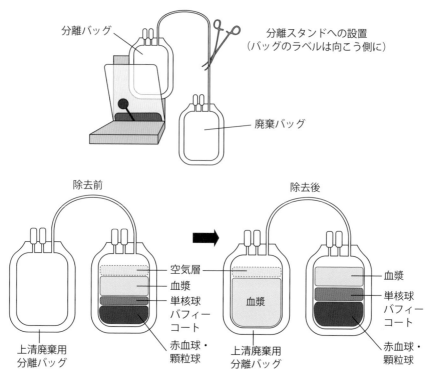

**図1** 血漿除去開始前と除去終了時のイメージ

25％アルブミン（1：2：2）を用いて必要時作成している．また DMSO は GMP グレードのものを用いている．分離バッグをチューブシーラーを用いて封入し，操作アダプタ，シリンジを用いて生理食塩水をバッグ内に添加する．次に分離バッグ内を撹拌しながら同様に DMSO を添加する．その際操作アダプタ部分に DMSO の原液が残っていると，次に加える25％アルブミンと反応し析出物が発生し，操作アダプタ部分が詰まってしまうことがあるため，DMSO 添加後に一旦シリンジ内に生理食塩水と DMSO の混合液を吸引し，再びバッグ内に戻す操作を数回繰り返し操作アダプタ部分に DMSO 原液が残らないようにする．生理食塩水と DMSO を混合した際に混合液は発熱するので保冷剤の上で冷却する．十分に冷却したことを確認したのち，分離バッグを撹拌しながら25％アルブミンを添加し，これを凍結保護液とする．使用直前には調製した凍結保護液に析出物がないかなどを目視でしっかりと確認する．なお折出物を認めた凍結保護液は使用不可と判断し，再度作成する．

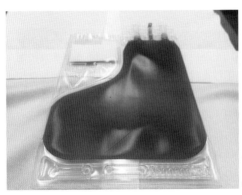

First Name
Kyoto
Last Name
Taro
DOB
10 May. 1975
Aperesis ID
20220101_01
Date 01 Jan.2022

**図2　分注後のバッグとラベル**

## ▶凍結保護液添加，凍結バッグへの分注

　凍結保護液の混合量は上清を除去したアフェレーシス産物と 1：1 で混合する．また細胞濃度の上限は凍結保護液添加後混合後 $2.5 \times 10^8$/mL 以下となるように必要に応じてアフェレーシス産物を生理食塩水で希釈する．凍結バッグには修正ができないような形式で患者属性などを記載する．当院では $-150℃$ でも耐性のあるシール素材のラベルを用い，事前に患者 ID，氏名，誕生日，アフェレーシス ID，アフェレーシス日を印字したものをバッグのラベル内 図2 に封入している．

　凍結保護液を添加した後はできるだけ速やかに凍結バッグに分注する．その後解凍時のバッグの破損を防ぐため，使用する凍結バッグのマニュアルに応じて凍結バッグ内の空気を可能な限り除去しておく 図2 ．また当院では作業の無菌性を担保するために最終産物の一部を用いて培養ボトルを用いた無菌検査を行っている．

## ▶凍結

　凍結にはプログラムフリーザーを使用している．凍結保護液を添加後は保存する細胞のダメージを少なくするため速やかに凍結を開始する必要があり，当院では凍結保護液添加後 20 分以内を目標としている．プログラムフリーザーはトラブル時に備え複数台の運用が望ましいが，高額な機器であるためその他の手法で運用をカバーできる仕組みも考慮される．

## おわりに

　単核球の分離，凍結に関しては施設により設備，機器，人員が異なるためそれぞれの施設に最適な手法や運用を確立する必要がある．また可能な限り作業者のスキルに依存しない工程を設計することが望ましい．製剤を作成するメーカーなどから決められた手法での凍結保存を依頼されることもあるため，それに対応できる院内の設備や手順の設計，人材の育成，配置が必要である．

　今後の細胞療法において自己の細胞を用いた製剤の処理は大幅に増えていくと考えられ，各医療機関においてその治療に関わる薬剤師，臨床検査技師，臨床培養士などの有資格者の体制を整えていく必要がある．

〈丹羽紀実〉

## 3-2 ●細胞調製

# 2 < アフェレーシス産物の 品質管理と記録

### ここがポイント

☑ 継続的な品質管理体制の構築
☑ 記録は必ず複数媒体での保管を行う

### はじめに

　アフェレーシス産物は CAR-T 製品はじめ細胞療法の原薬に位置付けられる重要な産物である．患者さんから同等の産物を採取し直すことは困難なことが多く，また採取から処理，保管，出庫まで多種多様な人，または企業などが関与するため，トレーサービリティを含めた品質管理を行うことは重要である．当院ではアフェレーシス産物の受入から，単核球分離，凍結，出庫までの全ての作業を必ず複数人で行い，その手法や品質管理については厳格に定め，かつ定期的に見直しを行っている．なお作業者には承認された手順書に記載されていることを厳格に遵守する姿勢，意識が強く求められる．

### ▶アフェレーシス終了から単核球分離まで

　当院ではアフェレーシス産物に予め固有の番号を付与している．この番号はアフェレーシス開始からアフェレーシス産物の処理，保管，出庫，納入，輸注までの全ての工程において使用されている．この固有の番号を全ての工程でのチェックに用いることでトレーサービリティを保証している．

　アフェレーシス終了後（当院では臨床工学技士が透析室でアフェレーシスの作業を行っている）に透析室からの連絡を受けて，細胞処理を担当する要員がアフェレーシス産物の回収に向かう．その際アフェレーシス産物の温度管理を厳格にするため，距離や時間の長短に関わらず搬送には保温 BOX を用い，搬送中の温度記録については温度ロガーを用いて記録している．

　透析室から細胞処理部門に到着後，チューブローラ，チューブシーラーを用

いて採取バッグの一部を産物から無菌的に取り出し，有核細胞数の測定，CD3細胞数の測定，生細胞率の測定を行う．当院の場合，有核細胞数，CD3細胞数の測定は ISO15189 を取得している当院の検査部に依頼し，生細胞率の測定はチュルク液，ビルケルチュルク血球計算盤を用いた方法で測定している．生細胞率については労力や個人間差を是正する目的で自動セルカウンター（アクリジンオレンジ，DAPI 染色）を用いた手法を導入できないか現在検討中である．

　その後，アフェレーシス産物は単核球分離開始まで適切に温度管理された場所に保管している．原則として当日処理するようにしているが，限られた要員での作業のため細胞数やアフェレーシスの終了時間，他の細胞処理との関係で翌日に処理する場合もある．その際には適切にバリデーションされ，随時温度モニタリングされている冷蔵庫で 4℃に保存し，採取終了後 24 時間以内に処理を完了することとしている．細胞処理が翌日になる場合は生細胞率のみ再度測定している．

## ▶単核球分離中

　単核球分離作業は院内の Cell Processing Center（以下 CPC）内の安全キャビネット（以下 BHC）内にて行っている．CPC は再生医療安全確保法における細胞培養加工施設としての届出も行っており，専任の職員 5 名で施設の運用管理を行っている．CAR-T の細胞処理はこの要員の最低 2 名以上で担当している．

　単核球分離作業に CPC を用いることの大きなメリットは作業環境の記録を継続的に行っていることである．当院 CPC の BHC 内は Class100 の清浄度が担保されており，BHC が設置されている部屋は Class10000 を維持している．BHC および BHC が設置してある部屋の清浄度は 24 時間 365 日常時監視（1分ごとに清浄度を測定）されており，何らかの異常が発生した場合は管理者へメールで随時通報されるシステムが常時稼働している．またこれらの環境やシステムを維持するために年に 1 回数週間稼働を停止し，施設全ての設備や機器についてバリデーションを行っている．

　これに加え，作業中の環境および手指などからのコンタミネーションの有無を判断するために，BHC 内の落下菌のモニタリングを左右 2 か所，作業終了後の作業者の手指付着菌（両手 5 指），処理した最終産物の一部を血液培養ボトルに摂取し作業自体の無菌性を担保するようにしている．単核球分離の各ステップにおいては工程毎のチェックリストおよび時間の記録，重要な計算項目

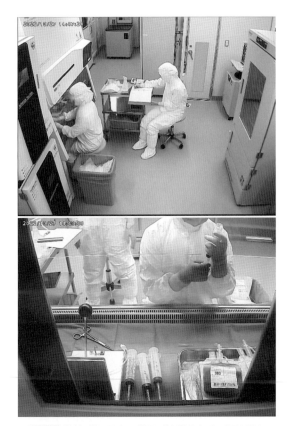

**図1** 単核球処理中の様子（培養室および BHC）

についてはブラインドによる複数での確認を行っている．

　また作業工程の動的な確認や記録，教育を目的に BHC 内および BHC が設置してある作業室内の映像をリアルタイムで確認できるシステムも導入している．こちらの映像に関しては 30 日程度自動録画保管され，その期間内であれば必要に応じて外部の他媒体への書き出しも可能である　**図1** ．環境モニタリングの状況や作業中の映像など全てのシステムは CPC の管理室から操作，状況の確認が可能である　**図2** ．

## ▶プログラムフリーザーでの凍結保存

　プログラムフリーザーでの凍結時には衛生管理上，産物の温度を直接記録す

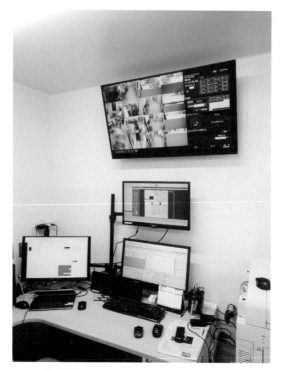

**図2** 監視システムと各システムの全景

ることができないため，予め凍結保護剤のみを分注したバッグを用意し，その内部の温度をモニタリングすることで，最終産物内の温度の代替として記録としている．この温度記録および，凍結曲線はプログラムフリーザーのコントロール PC へ自動保存されているが，凍結終了後にそのデータを別途取り出し院内に設置した専用サーバーへの保管を行っている．

## ▶凍結保存終了から出荷まで

　凍結終了後はプログラムフリーザーと同じ部屋にある液体窒素タンクへ速やかに移動し，出荷まで保管を行っている **図3** ．液体窒素タンク内の温度も 1 分毎の測定を行っており，異常があった場合 24 時間 365 日体制で管理者へ連絡が行われる．

　凍結終了時間，液体窒素タンクへの移動時間も記録し，出荷完了後にその記録は全て電子化し，専用のサーバーへ保管している．

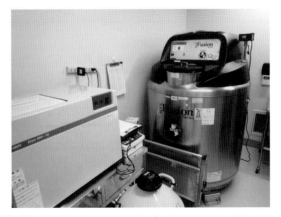

**図3** 液体窒素タンク（右）とプログラムフリーザー（左）

## おわりに

　アフェレーシス産物内の細胞は細胞療法製品において重要な位置を占め，その扱いは厳格に取り扱われなければならない．施設内で構築した品質管理体制や手順書，記録などは一度作成したら終わりではなく，各種ガイドラインやその改訂，新しい知見や方法，最新の機器などの状況に応じて継続的に対処していく体制の構築が重要である．また作業によっては（特に単核球分離）作業者間の品質の差が出るリスクを含む工程がある．動画を用いた作業者への効率的な教育やチーム間での目合わせによってその差を小さくする取り組みも必要である．また各工程内で発生した記録は火災などによるデータの消失に備えて必ず複数媒体（紙と電子媒体，電子媒体のみならば保管場所の違う複数のサーバー内での保存など）で保管する必要がある．

〈丹羽紀実〉

アフェレーシス産物の品質管理と記録

2

## 3-2 ●細胞調製

# 3 CD3 測定の標準化

### ここがポイント

☑ CD3 陽性細胞は，CAR-T 細胞の原料となる
☑ 誰が測定しても同様の結果になるように検査手順の標準化
☑ 機器・要員の管理

## はじめに

　CAR-T 細胞療法において，検査部 細胞分析検査室では，フローサイトメーターを用いた検査を実施している．アフェレーシス実施には，アフェレーシス採取前の末梢血（peripheral blood, PB）中の CD3 陽性細胞数が採取効率に影響を与えるため[1]，アフェレーシス前に末梢血検査の実施が必須である．アフェレーシス後は，採取されたアフェレーシス産物（APH）中の CD3 陽性細胞率の測定を実施している．CD3 陽性細胞は，CAR-T 細胞の原料となるため，検査実施においては，誰が測定しても同様の結果が得られるように，検査手順を標準化している．本稿では，実際の検査実施方法および，機器・要員の管理について述べたい．

## ▶機器・要員の管理

　検査実施には，検査手順の標準化とともに，測定機器の管理および，実施する要員の教育が必要である．これらを適正に管理しないと検査手順を標準化しても正しい結果が得られない場合がある．当院の検査部では，ISO15189 を取得しているので，ISO15189 に準拠した管理を実施している．

（1）機器管理

　測定機器の管理は，毎日精度管理ビーズを用いた機器管理，流速安定性，サイトグラムの整合性，非特異反応の有無などをチェックしている．年 2 回程度の外部精度管理への参加，年 2 回の機器間差の確認，年 1 回の機器定期メンテ

ナンスを実施している.

また，検査に使用する遠心機やピペットの校正も年1回実施している.

(2) 要員の管理

　　教育訓練計画書による教育の実施，業務内容の習得レベルに応じたスキルマップ，特定業務者リスト，検査結果発行権限リストの作成を実施しており，教育された要員のみが検査の実施，検査結果を報告できる.

(3) 試薬の管理

　　使用している試薬については，ロット管理，入庫日，使用開始日，使用終了日の記録を実施している.

## ▶検査実施

　　検査の運用は，検体の受付，到着確認，染色手順，検体測定，結果解析，院内カルテへの検査結果送信について標準作業手順書（SOP）を作成している.

　　フローサイトメーターには，測定用テンプレート，解析用テンプレートが作成されており，患者名を入力し測定する.結果解析後は，部門システムに解析データであるサイトグラムと陽性率が送信される.その結果を測定者と別の担当者がダブルチェックし，問題がなければ院内カルテへ結果を送信する.

(1) リンパ球サブセット検査

　　アフェレーシス前の末梢血 CD3 陽性細胞率の確認には，リンパ球サブセット検査オーダーによる検査を実施している.染色パネル **表1** ，リンパ球サブセット検査の染色手順 **図1** ，検査結果解析図 **図2** を示す.結果解析はCD45 リンパ球ゲートにより解析している.

(2) アフェレーシス産物（APH）中の CD3 陽性細胞率測定

　　アフェレーシス当日は，APH 中の CD3 陽性細胞率測定を実施している.

　　染色パネル **表2** ，CD3 陽性細胞率検査の染色手順 **図3** ，検査結果解析図 **図4** を示す.結果解析は，Debris を除いた全白血球画分中の CD3 陽性細胞率を報告している.検査に使用している機器は，BD FACSCanto™ II，BD FACSLyric™ であり，使用している抗体一覧表 **表3** を示す.

　　検査実施の際に細胞の洗浄，サンプル調整の作成に用いる PBS（pH 7.4）には，細胞保護，非特異的反応の抑制，防腐剤を目的として，0.5% FBS（Fetal Bovine Serum）と，0.1% $NaN_3$（Sodium Azide）を添加したものを使用する.

**表1** リンパ球サブセット　PB　スクリーニングパネル

|   | FITC | PE | PerCP or PerCP/Cy5.5 | APC |
|---|------|----|---------------------|-----|
| 1 | Cell only cont | Cell only cont | Cell only cont | Cell only cont |
| 2 | CD45 | CD16+CD56 | CD3 | CD19 |
| 3 | CD45 | CD4 | CD8 | CD3 |

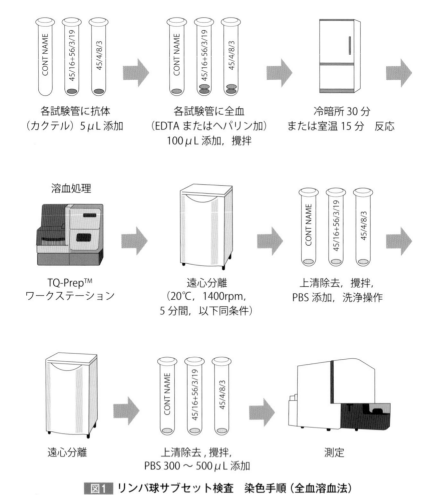

各試験管に抗体
（カクテル）5μL 添加

各試験管に全血
（EDTA またはヘパリン加）
100μL 添加，撹拌

冷暗所 30 分
または室温 15 分　反応

溶血処理

TQ-Prep™
ワークステーション

遠心分離
（20℃，1400rpm，
5 分間，以下同条件）

上清除去，撹拌，
PBS 添加，洗浄操作

遠心分離

上清除去，撹拌，
PBS 300 ～ 500μL 添加

測定

**図1** リンパ球サブセット検査　染色手順（全血溶血法）

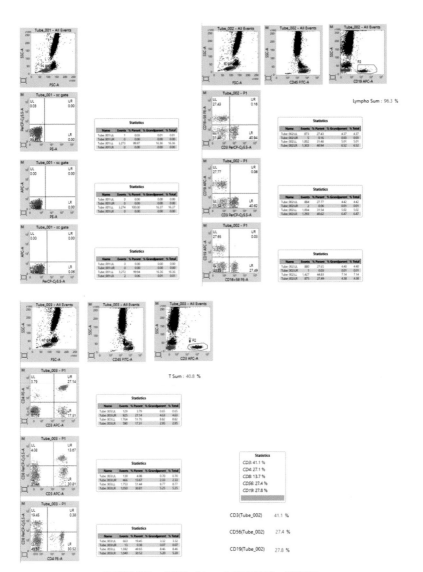

**図2** リンパ球サブセット検査結果　解析図

**表2** アフェレーシス産物（APH）CD3 陽性細胞率測定パネル

| | FITC | PE | PerCP |
|---|---|---|---|
| 1 | Cell only cont | Cell only cont | Cell only cont |
| 2 | × | CD3 | CD45 |

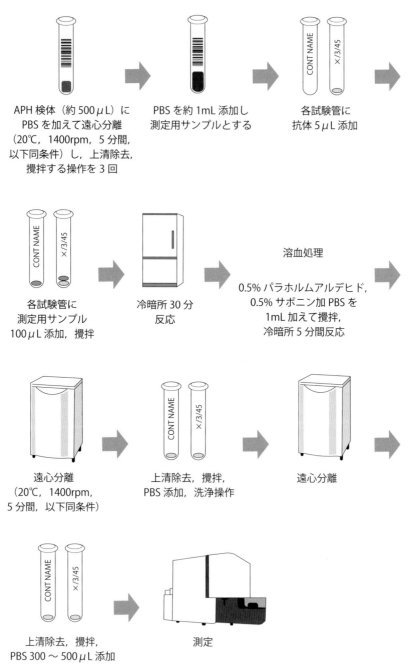

APH 検体（約 500μL）に
PBS を加えて遠心分離
（20℃, 1400rpm, 5 分間,
以下同条件）し, 上清除去,
撹拌する操作を 3 回

PBS を約 1mL 添加し
測定用サンプルとする

各試験管に
抗体 5μL 添加

各試験管に
測定用サンプル
100μL 添加, 撹拌

冷暗所 30 分
反応

溶血処理

0.5% パラホルムアルデヒド,
0.5% サポニン加 PBS を
1mL 加えて撹拌,
冷暗所 5 分間反応

遠心分離
（20℃, 1400rpm,
5 分間, 以下同条件）

上清除去, 撹拌,
PBS 添加, 洗浄操作

遠心分離

上清除去, 撹拌,
PBS 300 〜 500μL 添加

測定

**図3** APH CD3 陽性細胞率検査　染色手順（全血溶血法）

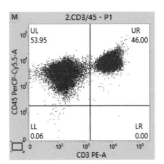

| Statistics | | | | | | |
|---|---|---|---|---|---|---|
| Name | Events | % Parent | % Grandparent | % Total | CD3 PE-A Mean | CD45 PerCP-Cy5.5-A Mean |
| 2.CD3/45:UL | 26,192 | 53.95 | 52.38 | 52.38 | 210 | 3,444 |
| 2.CD3/45:UR | 22,332 | 46.00 | 44.66 | 44.66 | 9,179 | 9,675 |
| 2.CD3/45:LL | 28 | 0.06 | 0.06 | 0.06 | 143 | 97 |
| 2.CD3/45:LR | 1 | 0.00 | 0.00 | 0.00 | 20,884 | 67 |

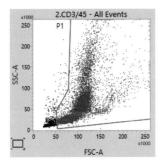

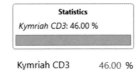

**図4** APH CD3 陽性細胞率検査結果　解析図

**表3** 使用抗体一覧表

| Marker | Fluorochrome | Clone name | Company | Catalogue number | |
|---|---|---|---|---|---|
| CD3 | PE | SK7 | BD Biosciences | 347347 | 体外診断用医薬品 |
| CD3 | PerCP | SK7 | BD Biosciences | 347344 | |
| CD4 | PE | SK3 | BD Biosciences | 347327 | 体外診断用医薬品 |
| CD8 | PerCP-Cy5.5 | SK-1 | BioLegend | 344710 | |
| CD16 | PE | 3G8 | BD Biosciences | 555407 | |
| CD19 | APC | HIB19 | eBiosciences | 17-0199-42 | |
| CD45 | FITC | 2D1 | BD Biosciences | 347463 | 体外診断用医薬品 |
| CD45 | PerCP | 2D1 | BD Biosciences | 347464 | 体外診断用医薬品 |
| CD56 | PE | MY31 | BD Biosciences | 347747 | 体外診断用医薬品 |

## おわりに

　CD3 陽性細胞率測定結果は，CAR-T 細胞治療において重要な項目であるため，検査の標準化，検査に関する機器，要員の管理を実施し，誰が測定しても同様な結果が得られるような検査体制の構築が重要である．また，検査実施にあたっては，ルーチン検査と同様に検体提出時間の締め切りを 15:00 に設定し，他部門の協力を得ながら検査を運用している．

### 【参考文献】

1) 城 友康, 吉原 哲, 新井康之, 他. CD19 CAR-T 細胞療法における白血球アフェレーシスの経験―国内最多 2 施設による共同研究―. 臨床血液. 2021; 62: 163-169.

〈渡邉珠緒〉

## 4-1 ●製造

# 1 製造状況の確認と製造失敗の予測

### ここがポイント

☑ CAR-T 製造状況は，速やかに主治医や紹介元，病棟など関係部署と共有する

☑ 規格外や製造不良の場合には，治験参加や再アフェレーシスなどの対応を検討する

☑ アフェレーシス時の患者背景や治療歴，採血データから失敗リスクが予測できる

### はじめに

　CAR-T 細胞療法ではアフェレーシス産物の出荷後，製造工程に入り，おおむね 1 か月半〜2 か月で製造産物が納品される．一部の症例では，体外での T 細胞増殖不良などにより，投与可能な CAR-T 細胞が得られない製造失敗（failure）や，市販製剤としての規格を一部満たさない規格外（out-of-spec）がみられる．多くの症例では病状が不安定なため，製造失敗や規格外となった場合に，柔軟に対応を検討することが求められ，製造状況とそれに対する方針に関して関係部署間で速やかな情報共有が必要である．ここでは，製造状況の確認と，製造失敗のリスク要因について概説する．

### ▶製造状況の確認

　アフェレーシス産物から各 CAR-T 細胞製剤は製造工程に入る．製造経過が順調な場合には，産物送付後概ね 2 〜 3 週間程度で製造所からの製品出荷予定日と施設への納品可能な時期について企業窓口から施設に報告がなされる．

（1）製剤納品日の決定

　製剤の受け取り手順は製剤毎に異なるが，①投与日より前に投与施設に製剤が納品され施設内の液体窒素気相で保管後に投与する運用と，②投与日に合わせて施設に納品され，施設内での保管を経ずに投与する運用があり得る．当院

では，患者病状変化に柔軟に対応する（投与日が直前に変更になることがしばしばある）ため，①の前もって製剤を受け取り院内で製剤保管する運用としている．製剤到着の際には，製剤毎に定められた手順書に沿った確認作業と液体窒素気相への確実な保管が必要であり，スタッフが十分に対応可能な時間帯を企業に連絡して製剤納品日時を決定する．また一旦納品日が決定した後にも，その後に出荷日遅延，製造失敗や規格外との最終結果が報告される事例もあり，納品されるまでは，対応を更新する必要がある．

## (2) 関係部署への連絡

製造結果と納品日は，患者主治医，病棟を含め CAR-T 細胞療法に関わる院内部署に直ちに共有する．患者主治医は，患者病状（他院からの紹介例では紹介元に確認する）から CAR-T 投与日を決定する．他症例の納品日や投与日情報についても予め共有し，他症例との同一日の納品や投与を原則として避けている．

## (3) 品質証明書 (COA)

一部の製剤では，納品時に品質証明書（certificate of analysis, COA）あるいは出荷証明書が提供される．これらには製造工場，外観の色調，無菌検査結果，細胞数，生細胞比率，CAR 導入ベクターの導入効率，CAR 発現細胞の比率，IFN $\gamma$ 産生量などが含まれ，製剤としての規格値を満たしていることを確認できる．これらの COA 項目のデータと治療効果の相関は今のところ明らかにされていないが，規格値を一部満たさない規格外製品を患者に投与する臨床試験（OOS 治験）に参加するかどうかの判断の一助にはなると考えられる．

## (4) 製造失敗への対応

いずれの CAR-T 製剤においても，工場での CAR-T 細胞製造開始後に，一部の症例で製造失敗がみられる．製造失敗の原因や，製造失敗に至った詳細な情報については企業から投与施設に開示されない点も多いが，「遺伝子導入直後の細胞数が少ない」，あるいは「培養中の細胞増殖が不良で規格細胞数に満たない」ことが製造失敗の理由として多い．製造失敗の連絡は，製造開始後 3 週間程度で企業窓口からもたらされる．患者病状が CAR-T 細胞療法が目指せる状況であることが確認されれば，次のいずれかの対応を考慮する．

①再アフェレーシスを行い，同一製剤で改めて CAR-T 細胞製造を行う

②前回のアフェレーシスで採取された T 細胞のうち余剰分が院内に保管されている場合には，再度送付して製造を試みる

③一部の製剤では，病院から出荷した T 細胞のうち製造に使われなかった余剰分が工場内で保管されており，そこからの再製造を企業側から提案さ

れることがある

④他の製剤に切り替えて，再アフェレーシスを行う

②，③の選択肢は再アフェレーシスが不要のため，再製造に必要な日数が短いことが期待されるが，製造失敗にはアフェレーシス産物（原料）側にも理由がある可能性があり，同じ原料を用いてもやはり失敗となることが懸念される．一方，①，④についても，製造失敗と関連した何らかの患者背景を継続して抱えている可能性が高く，さらに製造期間中に化学療法を追加されていることも多いので，再アフェレーシスでも状況は好転せず製造失敗のリスクは依然高い可能性がある．当院では，これまでのところ①の再アフェレーシスを選択することが多い．製造失敗を経験した症例は，他症例に優先してアフェレーシス日程を調整している．また送付する細胞数の多寡は必ずしも製造結果に反映されないが，できるだけ十分なT細胞数を出荷することを目指して血液処理量を決定している．製造失敗後の再アフェレーシスによるCAR-T細胞製造の成功率は低下するとの報告があり[4]，また，その治療効果に関するエビデンスはないが，再アフェレーシス後には製造と治療が成功することも多く経験されるので，再アフェレーシスを実施する価値は十分にあると考えられる．④については，同一製剤で理想的な時期に製造枠が見つからない場合には，選択肢になり得る．CAR-T細胞製造工程は企業・製剤毎に異なるので，他製剤を選択することで製造が成功する見込みはあるものの，製造失敗にはT細胞側の共通した生物学的背景も想定され，実際当院でも同一症例に対して2つの異なる製剤で続けて製造失敗となり，CAR-T細胞療法を断念した症例を経験している．これは自家T細胞を原料に用いることの限界といえる．なお，2022年12月現在，CAR-T細胞療法における2回目以降のアフェレーシスは保険算定されない（製剤を変えても，やはり算定されない）ことも大きな課題である．

## (5) 規格外製品への対応

各製剤とも市販製品としての規格値が定められているが，これらのうち一部の規格を満たしていないものの，企業側の基準で，治験として投与することが可能な場合には規格外製品として製造結果が報告される．実際に規格外製品治験に参加するかどうかは，治験管理部門と相談しながら患者と担当医，投与施設で判断することになる．詳細は次項で解説する．規格外理由が開示されない製剤もあるが，最終産物の生細胞比率やIFN $\gamma$ 産生量が基準値を下回ったなどの理由が多い．当院ではおおむね，規格外製品治験に参加して投与に進んでいる症例が多いが，規格外製品の治療効果は明らかでないことから，規格を満たす製剤の製造を目指して再アフェレーシスを行う選択肢もある．

## ▶製造失敗の予測

　CAR-T 細胞療法における製造失敗は，過去の臨床試験においては 1 から 13％と報告されている[1,2]．製造失敗は再アフェレーシスが必要なことが多く，治療の遅延が避けられない．特に病勢が不安定な症例では，CAR-T 細胞療法を受けられる機会を逸することにつながる．さらに，製造失敗は，患者のみならず医療機関や製薬企業にとっても大きな負担となる．このような製造失敗を減らすためには，そのリスク要因を明らかにすることが重要である．

　各 CAR-T 細胞製剤において，T 細胞毒性が懸念される抗がん剤や免疫抑制薬についてアフェレーシス前の休薬期間が推奨されている．多くの薬剤は，薬物動態から半減期の 5 倍の休薬期間が推奨されている[3]．しかし，CAR-T 細胞療法の対象は原疾患の病勢コントロールに難渋していることが多く，薬剤投与が避けられないことも少なくなく，一方でこれらの薬剤使用が実際に製造結果に及ぼす影響については未解明であり，CAR-T 細胞療法に許容される薬剤使用のエビデンスが求められている．

　そこで，日本輸血・細胞治療学会の CAR-T 療法タスクフォースでは，日本全国の CAR-T 細胞療法実施施設の協力を得て，実臨床における CAR-T 細胞製造失敗リスク因子の同定を目指して，コホート研究を行った[4]．2019 年 10 月から 2022 年 3 月までに日本全国 23 の施設でチサゲンレクルユーセル（tisagenlecleucel, tisa-cel）の CAR-T 細胞製造が試みられた症例を後方視的に解析した．

　その結果，びまん性大細胞型 B 細胞リンパ腫（DLBCL）438 例と，B 細胞性急性リンパ芽球性白血病（B-ALL）81 例が解析対象となった．そのなかで，B-ALL の 81 例では，同種造血幹細胞移植歴のある患者が 51 例（63.0％），イノツズマブオゾガマイシン，ブリナツモマブの使用歴は 26 例（32.1％），37 例（45.7％）に認め，濃厚な治療歴を有する症例が多く含まれたが，製造失敗はみられなかった．一方で，DLBCL では 30 例に製造失敗が認められた．これは規格外製品治験参加例を除いた 408 例中の 7.4％に該当し，実臨床においても DLBCL については CAR-T 細胞製造失敗が治療の障壁になっていることが判明した．

　さらに，DLBCL 症例において製造成功例（n＝378）と製造失敗例（n＝30）との間の臨床因子を比較した．アフェレーシス時末梢血の血小板数（12.0 vs 17.0×10$^4$/$\mu$L, p＝0.01）と T 細胞 CD4/CD8 比（0.30 vs 0.56, p＜0.01）は，失敗群で成功群より有意に低かった．失敗群で成功群よりもベンダムスチン治療

表1 CAR-T 細胞製造失敗のリスク因子

| | | 多変量解析 | | |
|---|---|---|---|---|
| | | オッズ比 | 95%信頼区間 | p 値 |
| ベンダムスチン投与リスク | 低リスク | Reference | | |
| | 中リスク | 5.52 | 1.44-21.22 | 0.013 |
| | 高リスク | 57.09 | 3.37-967.00 | 0.005 |
| 末梢血小板数 | $10 \times 10^4/\mu L$ 減少毎に | 2.02 | 1.11-3.70 | 0.022 |
| 末梢血 T 細胞 CD4/CD8 比 | ≧1/3 | Reference | | |
| | <1/3 | 3.25 | 1.31-8.04 | 0.011 |

ベンダムスチン投与リスク
　高リスク: 休薬 3 か月未満, かつ総サイクル 3 以上
　中リスク: 休薬 3-24 か月, かつ総サイクル 6 以上
　低リスク: 上記以外

(Jo T, et al. Br J Haematol. 2023; 202: 256-266 [4] より)

歴のある症例の割合が有意に多く（43.3 vs 14.8%, p<0.01），その中で総コース数 3 以上かつアフェレーシスまでの休薬期間が 24 か月未満の症例の割合が多かった（92.3 vs 39.3%, p<0.01）．多変量解析で，ベンダムスチン治療歴（休薬 3 ～ 24 か月かつ 6 コース以上でオッズ比［OR］5.52, p＝0.01；休薬 3 か月未満かつ 3 コース以上で OR 57.09, p＝0.01），アフェレーシス時血小板数低値（連続変数として $10^5/\mu L$ 下がるごとに OR 2.02, p＝0.02），CD4/CD8 比低値（<1/3）（OR 3.25, p＝0.01）が製造失敗のリスクを増加させた 表1．一方で，アフェレーシス時の末梢血リンパ球数や CD3 陽性細胞数は成功群と失敗群で有意差は認めず，また工場に出荷された CD3 陽性細胞数は両群で差を認めなかった．

　これらの結果から，アフェレーシス前の休薬期間が短いベンダムスチン反復使用は製造失敗のリスクとなり得るものの，2 コース以下の使用あるいは十分な休薬期間がある場合には，製造失敗リスクを上げず，許容されることが示唆された．またアフェレーシス前の末梢血血小板数や CD4/CD8 比は CAR-T 細胞製造時の T 細胞の活性化や増殖の簡便なマーカーになる可能性が示唆された．これらの製造失敗リスク因子を複数有する症例では，CAR-T 細胞療法を目指してアフェレーシスを行う価値は十分にあるものの，製造失敗となり得ることを念頭においた治療戦略を考える必要がある．

1
製造状況の確認と製造失敗の予測

## おわりに

　採取した自家 T 細胞から CAR-T 細胞が製造される過程は，製薬企業に委ねられている．製造工程の改善の取り組みが継続的になされているが，実臨床では，臨床試験の対象患者よりも，原疾患病勢や治療歴において状況が不利な患者が多いことから，依然として一部の症例では製造失敗が治療障壁となっている．患者の病状は刻々と変化するなかで，投与までの病勢を何とか制御すべく，ぎりぎりのブリッジング治療が実施されていることも多い．したがって，製造結果と投与可能時期は，次の治療ステップを決定する上で極めて重要な情報であり，リアルタイムに細胞療法部門，主治医，紹介元医療機関，治験管理部門で情報を共有する工夫が必要である．

　製造失敗の原因は多岐にわたるが，治療歴などの患者背景が影響することが明らかになりつつある．化学療法戦略の最適化や，早期のリンパ球アフェレーシスによって製造失敗を減らす取り組みが重要である．

### 【参考文献】

1) Bersenev A. CAR-T cell manufacturing: time to put it in gear. *Transfusion*. 2017; 57 (5): 1104-1106.

2) Schuster SJ, Svoboda J, Chong EA, et al. Chimeric antigen receptor T cells in refractory B-cell lymphomas. *N Engl J Med*. 2017; 377 (26): 2545-2554.

3) Qayed M, McGuirk JP, Myers GD, et al. Leukapheresis guidance and best practices for optimal chimeric antigen receptor T-cell manufacturing. *Cytotherapy*. 2022; 24 (9): 869-878.

4) Jo T, Yoshihara S, Okuyama Y, et al. Risk factors for CAR-T cell manufacturing failure among DLBCL patients: A nationwide survey in Japan. *Br J Haematol*. 2023; 202 (2): 256-266.

〈城　友泰〉

## 4-1 ●製造

# 2 規格外製品治験の準備と運用

---

### ここがポイント

☑ 遵守すべき品質の基準を一つでも満たさない場合，規格外製品となり日本では治験の枠組みで製品が提供されることがある

☑ 安全に規格外製品を投与するために，品質に関する情報提供の範囲について治験依頼者と十分議論する

☑ 出荷条件の協議と CAR-T チーム内での情報共有が治療機会を逸さないカギ！

---

## ▶規格外製品とは何か

　再生医療等製品（ヒト細胞加工製品）は生きた細胞の多様な特徴により臨床的効果を期待するものであり，原料，製造工程，設備等が複雑に絡み合う過程を経て製造される．最終製品には高い不均質性が生じ，品質を厳密に管理・特定することは容易ではない．特に，現在の CAR-T 製品はアフェレーシスにより採取した患者自身の細胞をもとに製造されるため，患者毎に原材料である細胞のばらつきが大きい．その結果，製造された製品が製造販売承認書の規格を満たさない製品（規格外製品, Out of Specification, OOS 品）が生じることがある．当院において 2022 年 10 月末までに製造施設へ輸送した CAR-T 製造用アフェレーシス産物 114 例中，8 例（7.0％）が製造失敗，6 例（5.3％）は製品規格を満たさない規格外製品であった．

　医薬品等における規格は，承認申請時に提出し，行政当局によりその医薬品等を製造するための条件として承認された遵守すべき（critical）品質の基準であり[1]，製造業者等は製造管理および品質管理の結果を適切に評価し，製品の製造所からの出荷の可否を決定する[2]．原材料をある程度のスケールで調達可能な医薬品や医療機器であれば，規格外となった当該 Lot は出荷不可と判断され，市場に出荷されることはない．しかし CAR-T のような自家細胞製品の場合，その製品は患者自身の細胞から製造された唯一無二の製品であること，再

**表1** 京大病院で採用している CAR-T 製品の OOS 件数・頻度と特徴（2022/10/31 時点）

| 製品 | | A | B | C | D | Total |
|---|---|---|---|---|---|---|
| OOS 頻度<br>(OOS 例数 / 製造依頼例数) | | 5.4%<br>(5/92) | 0%<br>(0/5) | 7.1%<br>(1/14) | 0%<br>(0/3) | 5.3%<br>(6/114) |
| OOS 出荷不可の基準 | 項目数 | 5 | ? | 3 | 3 | |
| | 項目を明記した書類 | 治験依頼者からのレター | 記載資料・情報提供なし | 治験実施計画書補遺 | 治験実施計画書補遺 | |
| OOS 発生時の情報提供 | Certificate of Analysis (CoA) 提供 | ○ | △規格外となる可能性の高い4項目情報（項目および上限/下限）のみ | ○ | ○ | |
| | OOS の依頼者レビュー結果提供 | ○ | × | ○ | ○ | |

製造することが難しい場合が多いこと，治療タイミングを逸することができないなどの理由から，規格外製品であっても安全性に問題がなく，一定の有効性が期待できるのであれば，患者は規格外製品の提供を希望することがある．

## ▶規格外製品提供に関する規制

　規格外製品は製造販売承認書の規格を満たさない製品であるため，本邦では未承認品として治験の枠組みで扱われる．治験で実施する以上，規格外製品の安全性や有効性は評価するものの，当該製品の規格範囲拡大や変更を目的としたデータ収集ではなく，あくまでも患者へ治療選択肢を提供する点に主眼が置かれる．当該製品の倫理的供給は製造販売業者の義務ではなく，適応疾患や製品特性等を考慮した企業判断となるが，2022 年 8 月時点で承認済みの CAR-T 製品は全て規格外製品の治験を実施中である．この治験の特徴は通常の治験と異なり，終わりがないことである．当該製品が発売されている限り，製造業者（治験を依頼する製薬企業，以下，治験依頼者），実施医療機関双方の努力により実施体制を維持する必要がある．固形がん等に対する CAR-T 療法の適応拡大が期待されるなか，治験ではない新たな枠組みを求める声も挙がっている[3]．

　欧米の規制には，「Expanded Access Program」または「Compassionate use」制度として，代替治療がない致死的な疾患等の治療のために人道的見地から未承認薬の提供を行う制度があり，日本の「人道的見地から実施される治験（拡大治験）」はこれらを参考に制定された．米国における規格外製品は日本の治

**表2** OOS 製品投与に関する日米欧 3 局の規制

| | 日本 | 米国 | 欧州 |
|---|---|---|---|
| 細胞・組織加工製品を含む製品群の名称 | 再生医療等製品 | 351HCT/Ps (Human Cells and Tissues and Cellular and Tissue-Based Products Regulated Under Section 351 of the Public Health Service Act)〔21 CFR Part 1271〕(作用の主様式により生物製剤または医療機器) | 先進治療医薬品（ATMP: Advanced Therapy Medicinal Products） |
| 規制当局 | 厚生労働省医薬品医療機器総合機構（PMDA: Pharmaceuticals and Medical Devices Agency） | Food and Drug Administration（FDA: アメリカ食品医薬品局） | European Commission（EC: 欧州委員会）European Medicines Agency（EMA: 欧州医薬品庁）臨床試験，製造承認，保険収載は各国規制当局 |
| カテゴリー | 再生医療等製品 | 生物製剤または医療機器 | 医薬品 |
| OOS 製品投与の枠組み | 治験 | Expanded Access にて Treatment IND（IND:Investigational New Drug Application）を提出して実施 | 製造販売業者は，規格外品提供のための手順を確立し，ガイドラインの要件 Section 11.5 を満たす場合にのみ，市販品製造で生じた規格外製品の例外的な提供が可能. |
| 適応条件 | | 有効である可能性があり，リスクが許容できる場合に許可される．要件は以下4つ 1) 重篤な疾患を対象とした治療である 2) 利用可能な代替治療がない 3) 承認申請中か治験終了後である 4) 治験依頼者に製造販売の意思がある | ・患者が即時に処置が必要な重篤な状態であり，代替治療を考慮した上で規格外となったATMPの投与が必要と医師が判断した場合 ・規格外製品のリスクを製造販売業者は評価し，医師に提供した上で出荷可能 ・提供した場合は48時間以内に当局へ報告義務あり |

験届に該当する Investigational New Drug Application（IND）を提出し，この「Expanded Access」にて提供される．この時に提出する IND は，Treatment IND と呼ばれる患者の治療を目的とした区分である．

一方，欧州では欧州委員会（European Commission, EC）から発出される先進治療医薬品（Advanced Therapy Medicinal Products, ATMP）製造に関する規制の「Section 11.5 Administration of out of specification products」に規定があり，対応する Q&A が欧州医薬品庁（European Medicines Agency, EMA）

から発出され，商用の例外的提供が可能である．

## ▶規格外製品治験立ち上げのポイント

### (1) 製品に関する情報収集

規格や製造，品質評価に関する内容は製造業者にとって機密情報であり，全ては開示されないが，少なくとも以下の事項は事前に確認し，治験依頼者と協議しておく．

①安全性に関する出荷不可項目
②規格外頻度の高い項目
③情報提供範囲と方法
④規格外製品の評価結果提供の有無
⑤余剰細胞による再製造の可能性

無菌試験，エンドトキシン試験，マイコプラズマ否定試験，ウイルス否定試験等の感染性物質に関する試験項目は規格を外れると，安全性上の重大な懸念があるため，規格外製品としても提供されない．規格外製品提供は安全性に問題ない前提ではあるが，品質管理方法は製品により異なる．患者に不安を与えないためにも事前の情報収集は重要と考える．

規格外製品となる原因は細胞数であることが多い．細胞数は効果と副作用に直結するため，過去の規格外製品投与例の有効性・安全性のデータと治験依頼者による評価結果は可及的に入手したい．しかし，情報提供の範囲は治験依頼者により差があり，提供されない場合もあるため，事前に十分協議しておく．また，自家細胞製品はトレーサビリティを厳密に管理する必要があるため，ラベルの誤表示も規格外製品となる．これら規格外製品に関する情報を入手することで発生後の対応を検討することができる．

### (2) 主治医・患者の立場に立った IC と治験製品出荷の流れ

規格外製品の流れは **表3** のとおりである．規格外製品の出荷には，治験担当医師の判断に加え，患者の同意が非常に重要であり，原則，患者の文書同意後に出荷が許可される．しかし，CAR-T 診療は他院からの紹介患者も多く，遠方の自宅や紹介元病院にて原疾患治療中など，当院受診が難しい場合がある．さらに CAR-T 適応疾患は重篤かつ感染症への配慮が必要であるため，来院頻度は最小限にすることが望ましい．文書同意取得のための来院に固執することで治療タイミングを逸することがないように，規格外製品の発生から治験製品投与は可能な限り最短かつ最少の来院頻度に組み立てる必要がある．そこで当

院では，文書同意後の治験行為は遵守する前提で，口頭／遠隔での同意取得と治験担当医師による書面連絡により出荷が許可されるよう治験依頼者と協議している．

### (3) 通常診療に沿った組み立て

　未来の患者への治療選択肢を広げる目的で行われる通常の治験と，今まさに治療を受けている患者へ治療選択肢を提供する規格外製品の治験とでは本質的な違いがある．その違いを踏まえ，通常診療の運用により重点を置いて治験特有の手順を追加するほうが良い．ただし，通常診療の運用は経時的に変わるため，該当症例が発生した際に手順の再確認は必要であり，同じ CRC（Clinical Research Coordinator：臨床研究コーディネーター）が対応できるとも限らないため，手順・運用記録の充実と，更新情報の共有に努める必要があろう．

### (4) 治験終了後のフォローアップ

　FDA は CAR-T 投与後の患者を 15 年間追跡することを要求している[4]．日本では CAR-T 細胞治療レジストリが構築され，CAR-T 治療を希望する患者はレジストリ研究への参加が求められる．規格外製品も商用製品と同様に 15 年間追跡が必要であるが，当該レジストリにて追跡する場合もあれば，治験にて実施する場合もある．レジストリを構築している学会と治験依頼者とが協議中で，立ち上げ時点では未確定であることもあるため，治験終了後のフォローアップについて，慎重に確認する．

## ▶スムーズな移行・実施のためのコツ

　最大のポイントはチーム CAR-T での連携である．当院は，規格外の可能性があるとの第一報が入った段階で，チーム CAR-T を統括する医師より速やかに情報提供されるため，CRC は該当する規格外治験の準備を開始し，規格外であると確定する頃にはスムーズにバトンを受け取る態勢が取れる．また，当院 CAR-T メーリングリストでは投与状況や運用の変更，院内での新規採用情報，施設認定状況等の様々な情報が配信される．臨床研究支援部 CRC ユニットの担当者もチーム CAR-T の一員であるため，必要な情報はタイムリーに漏れなく入手することができる．

**表3 京大病院における規格外製品の流れ**

| 区分 | イベント | 患者 | 紹介元病院 主治医 | 京大病院 主治医 | 京大病院 CRC |
|---|---|---|---|---|---|
| 通常診療 | | 京大病院受診 | 紹介 | 診察 | |
| | IC | CAR-T 治療 レジストリ研究の同意 | | IC | |
| | アフェレーシス検体発送・製造開始 | アフェレーシス | 情報入手 ← | アフェレーシス完了の報告 | |
| | OOS 第 1 報 | | | | 情報入手 ← |
| | 選択肢の検討と準備 | 原疾患治療継続 | 原疾患診療の継続と情報提供 → | 病状の確認 再アフェレーシス,受診可否の検討 | 必要書類の確認 再製造可否,確定後の流れの情報提供 |
| | OOS 製品評価 | | | | |
| | 製造完了 OOS 確定 | | | 情報入手 ← | |
| | 治療方針検討(院内) | | | OOS の内容確認,治療方針の検討 | OOS 内容確認,スケジューリング |
| | 紹介元主治医との治療方針相談 | | | 治療方針の相談(前治療終了時期を含む) | |
| 治験 | 来院 / 遠隔による意思確認 | OOS 投与の意思表示 ← | (協力) → | 患者へ情報提供,意思確認 ← | 必要書類の準備(補助説明) |
| | OOS 提供依頼 | | | 書類作成・提出 | 書類作成補助 |
| | OOS 治療スケジュール調整 | | (転院調整)前治療終了時期の調整 | 入院・検査・投与日の調整 | 搬入日,入院・検査・投与日の調整 |
| | OOS 受領 | | | | OOS 受領,書類の提出と保管 |
| | 治療のための入院,意思再確認,検査 | 京大病院へ入院 IC・文書同意,検査 | | IC 検査 | IC 補助 検査結果確認 |
| | 前処置 | 前処置 | | 前処置実施 | 前処置の確認 |
| | OOS 投与 | OOS 投与 | | OOS 投与,投与時の記録 | |
| | OOS 投与後 f/u | OOS 投与後 f/u | 原疾患診療継続 | OOS 投与後 f/u | 治験→通常診療への移行 |

CRC: Clinical Research Coordinator, 臨床研究コーディネーター
f/u: Follow- Up, フォローアップ
IC: Informed Consent, インフォームド・コンセント
OOS: 規格外製品, Out of Specification, OOS 品
SDV: Source Document Verification, 原資料の直接閲覧あるいは原資料との照合・検証

JCOPY 498-22544

| 細胞療法センター医師 | 製造販売業者 / 治験依頼者 | | | |
|---|---|---|---|---|
| | 商用_担当者 | 商用輸送業者 | 治験用輸送業者 | 治験 開発担当者 |
| 日程調整 ◄— | 製造枠の情報提供 | | | |
| アフェレーシス管理 | 検体輸送の調整 | 検体を製造工場へ輸送 | | |
| —担当者へ連絡, 周知 ◄— | OOS 可能性の連絡 | | | OOS 可能性の情報を治験責任医師・CRC へ連絡 |
| 再アフェレーシス可能性を考慮した院内調整 | 再製造可否の確認 | | | 再製造可否の確認 OOS 治験ステップ, 必要書類の確認 |
| | 製品 / リスク評価の結果入手 | | | 製品 / リスク評価の結果入手 |
| — 担当者へ連絡, 周知 ◄— | OOS 確定の連絡 情報提供 | | | OOS 確定の連絡, 情報提供 |
| OOS の内容確認, 治療方針の検討 | | | | |
| | | | | OOS 治験に関する医療機関からの問い合わせに対応, 随時情報提供 |
| | 出荷調整 | | | 書類確認, 出荷手続き ——► |
| 投与日の調整 | 搬入日の調整 | | | 搬入日の調整 |
| OOS 受領 ◄—— | | | OOS 搬入 | 受領時書類の確認 |
| 検査結果確認 | | | | 適格性確認 SDV |
| 前処置の確認 | | | | |
| OOS 投与, 投与時の記録 | | | | |
| | | | | SDV |

2 規格外製品治験の準備と運用

## おわりに

　規格外治験を支援する CRC は，規格外製品が発生した段階で瞬発力を持って動く必要がある．立ち上げの際の準備を念入りに行った上で，常日頃から必要な情報をキャッチできるよう，アンテナを張っておくことが重要である．本稿が規格外製品治験を準備し，実施する関係者の一助となり，延いてはCAR-T 治療の普及と発展に貢献できれば幸いである．

### 【参考文献】

1) 新医薬品の規格及び試験方法の設定について. 医薬審発第 568 号. 厚生労働省医薬局審査管理課長通知; 平成 13 年 5 月 1 日.
2) 医薬品及び医薬部外品の製造管理及び品質管理の基準に関する省令. 平成 16 年厚生労働省令第 179 号.
3) 厚生労働省. 革新的医薬品等創出のための官民対話 2022 年 6 月 14 日資料 8. 再生医療イノベーションフォーラム（FIRM）提出資料.
4) U.S. Department of Health and Human Services Food and Drug Administration: Long Term Follow-up After Administration of Human Gene Therapy Products:Guidance for Industry. 2020.

〈松山倫子〉

## 4-2 ●投与前治療

# 1 ブリッジング療法の内容とタイミング

### ここがポイント

- ☑ 高腫瘍量，急速な腫瘍増殖等に対しては治療効果最優先で治療法を選択しCAR-T 投与までの病態安定を図る
- ☑ 中枢神経浸潤病変の評価は必須
- ☑ 腫瘤性病変に対する放射線治療は有用
- ☑ ブリッジング療法施行施設と CAR-T 療法施行施設との密な連絡が重要

### はじめに

　リンパ球アフェレーシスからリンパ球除去化学療法・CAR-T 投与までの期間に，ブリッジング療法によって病勢をコントロールすることが CAR-T 療法の有効性，安全性を高めるために重要である．できるだけ腫瘍量を減らし，急速な腫瘍増殖に対しては増殖を抑制して，少しでも安定した病状で CAR-T 療法に臨むことが第一である．同時に，ブリッジング療法の毒性による CAR-T 療法の中止・延期を回避し，CAR-T 療法に備えて臓器機能，骨髄機能などを温存することも重要である．

### ▶化学療法の種類

　リンパ球アフェレーシス前は，ベンダムスチン（トレアキシン®）などのリンパ球毒性化学療法薬の使用を避ける方が望ましいが[1]，リンパ球アフェレーシス後にはそういった制限は基本的にはない．CAR-T 療法が必要な患者はすでに種々の薬剤に抵抗性であることも多く，まずは抗腫瘍効果が期待できる化学療法を選択することが第一である．特に，高腫瘍量や急速な腫瘍増殖を呈する患者は腫瘍がコントロールできなければ CAR-T 投与に辿り着かなくなるため，抗腫瘍効果最優先の選択となる．リンパ球アフェレーシス前に施行していた化学療法で治療効果が得られていればそれをもう 1 コース継続するのが無難

だろう．次に考慮すべきは，ブリッジング療法の毒性である．ブリッジング療法では完全寛解を目標とする必要はなく，CAR-T 療法前に全身状態，臓器機能，骨髄機能が低下しないよう，比較的低強度の化学療法を選択することが望ましい[1,2]．この点に配慮し，当院ではブリッジング療法としてびまん性大細胞型 B 細胞性リンパ腫（DLBCL）に対しては Pola-BR 療法：ポラツズマブベドチン（ポライビー®），ベンダムスチン（トレアキシン®），リツキシマブ（リツキサン®），R-GDP 療法：リツキシマブ（リツキサン®），ゲムシタビン（ジェムザール®），デキサメサゾン（デカドロン®），シスプラチン（シスプラチン®），R-GDC 療法：ゲムシタビン（ジェムザール®），デキサメサゾン（デカドロン®），カルボプラチン（カルボプラチン®）から試みることが多い．B 細胞性急性リンパ芽球性白血病（B-ALL）に対しては，ブリナツモマブ（ビーリンサイト®），イノツズマブオゾガマイシン（ベスポンサ®）を優先的に選択している．

　また当院では，中枢神経浸潤を有した DLBCL に重篤な ICANS を発症した経験から，B-ALL，DLBCL の症例には CAR-T 投与前には脳 MRI（もしくは CT），脳脊髄液検査で中枢浸潤の有無を確認している．中枢神経浸潤があればブリッジング療法としてメソトレキサート（メソトレキセート®）やシタラビン（キロサイド®）を含む化学療法レジメンを施行する，脳脊髄腔注射を施行する等の方法で腫瘍量減量を図る．

## ▶化学療法のタイミング

　ブリッジング療法の施行タイミングについては，腫瘍病勢に余裕のある場合は，リンパ球除去化学療法・CAR-T 投与の日程から逆算し，臓器機能・造血回復する期間を確保できるように最終化学療法施行日を調整する．腫瘍増殖スピードが急速であるなど病勢コントロールのためにブリッジング療法のスケジュールを優先させる必要がある場合は，最終化学療法施行日からの病状にあわせて CAR-T 投与日程を調整することになる．この場合特に，ブリッジング療法と CAR-T 投与を施行する施設が異なる場合には，施設間で連絡を密にとり患者の状態を共有し，最適な治療施行日程を調整していく必要がある．場合によってはブリッジング療法中に CAR-T 療法施行施設へ転院することも考慮される．

　各 CAR-T 製剤の臨床試験ではリンパ球除去化学療法・CAR-T 投与前の各種薬剤休薬期間が設定されており（各薬剤の適正使用ガイド参照），病勢が許せばこれに従う．

## ▶放射線療法

腫瘍性病変に対するブリッジング療法として，放射線療法は有用である[3]．化学療法抵抗性で，1 ～ 3 か所程度の限局した巨大腫瘤病変の腫瘍量減量や有症状病変の症状軽減を目的に当院では積極的に放射線治療を選択している．臓器機能，骨髄機能の低下があり，化学療法を繰り返すことを避けたい場合にも考慮する．化学療法と同様，目的はあくまで CAR-T 投与までの腫瘍量減量もしくは腫瘍増大を抑制することであり必ずしも根治を目標とした線量の照射は必要なく，腫瘍サイズや CAR-T 療法日程に合わせて総線量・照射回数を決定することが可能である．また，チサゲンレクルユーセル（キムリア®）では JULIET 試験において放射線治療は CAR-T 投与 2 週間前に終了することと規定されていたが[4]，リソカブタゲンマラルユーセル（ブレヤンジ®），アキシカブタゲンシロルユーセル（イエスカルタ®）の各臨床試験においては，放射線治療はリンパ球除去化学療法直前まで施行が可能であり[5,6]，これも病勢コントロールに難渋する症例に対して有用な点である．

## まとめ

リンパ球アフェレーシスからリンパ球除去化学療法・CAR-T 投与までの期間を，全身状態，臓器機能を維持しながら腫瘍のコントロールを図るに最適なブリッジング療法を選択することは，CAR-T 療法の有効性・安全性につながる．病状によってはまさに綱渡り状態となる期間であり，ブリッジング療法施行施設・CAR-T 療法施行施設の密な連携が不可欠である．

【参考文献】
1) Jain T, Bar M, Kansagra AJ, et al. Use of chimeric antigen receptor T cell therapy in clinical practice for relapsed/refractory aggressive B cell non-Hodgkin lymphoma: an expert panel opinion from the American society for transplantation and cellular therapy. *Biol Blood Marrow Transplant*. 2019; 25 (12): 2305-2321.
2) Perica K, Flynn J, Curran KJ, et al. Impact of bridging chemotherapy on clinical outcome of CD19 CAR T therapy in adult acute lymphoblastic leukemia. *Leukemia*. 2021; 35 (11): 3268-3271.
3) Sim AJ, Jain MD, Figura NB, et al. Radiation therapy as a bridging strategy for CAR T cell therapy with axicabtagene ciloleucel in diffuse large B-cell lymphoma. *Int J Radiat Oncol Biol Phys*. 2019; 105 (5): 1012-1021.
4) Schuster SJ, Tam CS, Borchmann P, et al. Long-term clinical outcomes of tisagenlecleucel in patients with relapsed or refractory aggressive B-cell lymphomas (JULIET): a multicentre, open-label, single-arm, phase 2 study. *Lancet Oncol*. 2021; 22 (10):

ブリッジング療法の内容とタイミング 1

1403-1415.

5) Kamdar M, Solomon SR, Arnason J, et al. Lisocabtagene maraleucel versus standard of care with salvage chemotherapy followed by autologous stem cell transplantation as second-line  treatment in patients with relapsed or refractory large B-cell lymphoma (TRANSFORM): results from an interim analysis of an open-label, randomised, phase 3 trial. *Lancet.* 2022; 399 (10343): 2294-2308.

6) Locke FL, Ghobadi A, Jacobson CA, et al. Long-term safety and activity of axicabtagene ciloleucel in refractory large B-cell lymphoma (ZUMA-1): a single-arm, multicentre, phase 1-2 trial. *Lancet Oncol.* 2019; 20 (1): 31-42.

〈水本智咲〉

## 4-2 ●投与前治療

**2** リンパ球除去化学療法と処方監査

### ここがポイント

☑ CAR-T の種類により，適応疾患，抗がん剤の投与順序，用量，日数が異なる

☑ 腎機能低下時には，フルダラビンの減量を確認する

☑ 副腎皮質ステロイドの投与は，CAR-T 細胞の活性を妨げる可能性があるため，リンパ球除去化学療法の開始時点で，休薬を考慮する

### ▶リンパ球除去化学療法の目的

リンパ球除去化学療法は，CAR-T 細胞の生着および増殖・活性化を促進させることを目的として，DNA 合成阻害作用等の殺細胞作用，リンパ球減少に伴う免疫抑制作用を有する抗がん剤を投与する．

チサゲンレクルユーセル（以下，キムリア®）では，CAR-T 細胞投与予定日前の 1 週間以内の末梢血白血球数が 1000/$\mu$L 未満等，患者の状態により，リンパ球除去化学療法を省略することができる．

アキシカブタゲン シロルユーセル（以下，イエスカルタ®）は，末梢血リンパ球数等を確認し，必要に応じて前処置を行うこととされており，臨床試験の際には，リンパ球数が 100/$\mu$L 以上であることを確認して，リンパ球除去化学療法が行われていた．

一方，リソカブタゲン マラルユーセル（以下，ブレヤンジ®），イデカブタゲン ビクルユーセル（以下，アベクマ®）の場合は，充分な有効性を期待するため，白血球数およびリンパ球数の値にかかわらず，CAR-T 細胞投与前にはリンパ球除去化学療法の実施が必須とされている．

### ▶リンパ球除去化学療法の用法・用量とハイドレーション

主に，シクロホスファミドとフルダラビンリン酸エステルが投与されるが，

投与量や投与時間，CAR-T 細胞投与との間隔は，CAR-T 細胞の種類により異なる **表1** ～ **表4** ．

### **表1** キムリア®

再発または難治性の DLBCL 患者，再発または難治性の FL 患者に用いる場合

| | | | day1 | day2 | day3 |
|---|---|---|---|---|---|
| 維持液 | 500mL | 5 時間点滴（開始時から） | ⇩ | ⇩ | ⇩ |
| フルダラビンリン酸エステル | 25mg/m² | 30 分点滴 | ⬇ | ⬇ | ⬇ |
| シクロホスファミド | 250mg/m² | 1 時間点滴 | ⬇ | ⬇ | ⬇ |

〔投与順序の規定なし〕〔ハイドレーションの規定なし〕　　　CAR-T 投与 2 日前までに終了

※ただし，シクロホスファミドによる grade 4 の出血性膀胱炎の既往がある，またはシクロホスファミドに抵抗性を示した患者には，以下のレジメンを使用する．

| | | | day1 | day2 |
|---|---|---|---|---|
| ベンダムスチン塩酸塩 | 90mg/m² | 1 時間点滴 | ⬇ | ⬇ |

再発または難治性の CD19 陽性の B-ALL 患者に用いる場合

| | | | day1 | day2 | day3 | day4 |
|---|---|---|---|---|---|---|
| 維持液 | 500mL | 5 時間点滴（開始時から） | ⇩ | ⇩ | | |
| フルダラビンリン酸エステル | 30mg/m² | 30 分点滴 | ⬇ | ⬇ | ⬇ | ⬇ |
| シクロホスファミド | 500mg/m² | 2 時間点滴 | ⬇ | ⬇ | | |

〔投与順序の規定なし〕〔ハイドレーションの規定なし〕　　　CAR-T 投与 2 日前までに終了

※ただし，シクロホスファミドによる grade 4 の出血性膀胱炎の既往がある，またはシクロホスファミドに抵抗性を示した患者には，以下のレジメンを使用する．

| | | | day1 | day2 | day3 |
|---|---|---|---|---|---|
| シタラビン | 500mg/m² | 1 時間点滴 | ⬇ | ⬇ | |
| エトポシド | 150mg/m² | 4 時間点滴 | ⬇ | ⬇ | ⬇ |

**表2** ブレヤンジ®

| | | | day1 | day2 | day3 |
|---|---|---|---|---|---|
| シクロホスファミド | 300mg/m$^2$ | 1 時間点滴 | ↓ | ↓ | ↓ |
| フルダラビンリン酸エステル | 30mg/m$^2$ 注1 | 30 分点滴 | ↓ | ↓ | ↓ |
| 維持液注2 | 1000mL注2 | 4 時間点滴（抗がん剤後） | ⇩ | ⇩ | ⇩ |

〔投与順序の規定なし〕
注1：腎機能に応じた減量基準あり
注2：適正使用ガイドでは，投与前後に，生理食塩水各 1L を 500mL/hr の投与速度で点滴することが推奨されている．

CAR-T 投与 2 日前から 7 日前までに終了
（副作用発現時，CAR-T 投与をリンパ球除去化学療法 14 日後まで延期可能）

**表3** イエスカルタ®

| CAR-T 投与前の日数 | | | 5 日前 | 4 日前 | 3 日前 |
|---|---|---|---|---|---|
| シクロホスファミド | 500mg/m$^2$ | 1 時間点滴 | ↓ | ↓ | ↓ |
| フルダラビンリン酸エステル | 30mg/m$^2$ | 30 分点滴 | ↓ | ↓ | ↓ |
| 維持液注3 | 1000mL注3 | 4 時間点滴（抗がん剤後） | ⇩ | ⇩ | ⇩ |

〔シクロホスファミド後，フルダラビンリン酸エステルを投与〕
注3：適正使用ガイドでは，投与前後に，生理食塩水各 1L を点滴することが推奨されている．

CAR-T 投与の延期が 2 週間を超えた場合は，リンパ球除去化学療法の再実施を検討する．

**表4** アベクマ®

| CAR-T 投与前の日数 | | | 5 日前 | 4 日前 | 3 日前 |
|---|---|---|---|---|---|
| シクロホスファミド | 300mg/m$^2$ | 30 分点滴 | ↓ | ↓ | ↓ |
| フルダラビンリン酸エステル | 30mg/m$^2$注1 | 30 分点滴 | ↓ | ↓ | ↓ |
| 維持液注4 | 1000mL注4 | 4 時間点滴（抗がん剤後） | ⇩ | ⇩ | ⇩ |

〔シクロホスファミド後，フルダラビンリン酸エステルを投与〕
注1：腎機能に応じた減量基準あり
注4：適正使用ガイドでは，シクロホスファミド投与前に，生理食塩水 1L を 1〜3 時間かけて点滴することが推奨されている．

CAR-T 投与は，リンパ球除去化学療法終了 3 日後から最長 7 日間延期できる．

2 リンパ球除去化学療法と処方監査

リンパ球除去化学療法において，シクロホスファミドを使用する場合は，出血性膀胱炎の予防のためにハイドレーションが必要である．各 CAR-T 細胞の適正使用ガイドでは，以下が推奨されている．

- キムリア：規定はない
- ブレヤンジ：投与前後に，生理食塩水各 1L を 500mL/hr の投与速度で点滴すること
- イエスカルタ：投与前後に，生理食塩水各 1L を点滴すること
- アベクマ：シクロホスファミド投与前に，生理食塩水 1L を 1 ～ 3 時間かけて点滴すること

しかし，生理食塩水 1 日 1 ～ 2L の点滴は，水分とナトリウムの負荷が大きいと考えられるため，当院では，シクロホスファミド，フルダラビンリン酸エステル投与後に，維持液 1L を 250mL/hr の投与速度で点滴することに変更している．

## ▶腎機能低下時の減量

フルダラビンリン酸エステルは，代謝された後，主に尿中へ排泄される．腎機能の低下に伴い，代謝物の全身クリアランスが低下することが報告されているため，腎機能に応じて減量する場合があり，監査時は，注意が必要である．

ブレヤンジ，アベクマでは，適正使用ガイドにおいて，クレアチニンクリアランス（Cockcroft-Gault 式による）に基づいた投与量が， 表5 の通り推奨されている．

キムリア，イエスカルタでは，腎機能に応じた明確な減量基準の推奨はなく，患者の状態により適宜減量するとの記載のみである．また，フルダラビンリン酸エステルの添付文書では，慢性リンパ性白血病または非ホジキンリンパ腫に使用する場合には，腎機能の低下に応じた減量が必要とされているが，CAR-T 細胞療法や同種造血幹細胞移植の前処置で使用する場合には，減量は必須とはなっていない．これは，リンパ球をしっかりと除去することが重要であること，

表5

| クレアチニンクリアランス | フルダラビンリン酸エステル投与量 |
|---|---|
| 50～70mL/min | 標準投与量から 20%減量する |
| 30～49mL/min | 標準投与量から 40%減量する |
| 30mL/min 未満 | 投与を中止する |

最終的に CAR-T 細胞投与や移植によってリンパ球などが補充されることなどから，通常の化学療法とは対応が異なることが背景にあると考えられる．したがって，ブレヤンジ，アベクマに準じた減量を行うかどうかは，患者の状態，白血球数やリンパ球数等を考慮して，個別に判断している．

シクロホスファミドは，クレアチニンクリアランスが 30mL/min 以上であれば，投与量の調節は不要とされている．

## ▶併用に注意する薬剤

副腎皮質ステロイドの投与は，CAR-T 細胞の活性を妨げる可能性がある．

CAR-T 細胞の種類により，推奨される休薬時期や許容される用量は異なるが，可能な限り避けることが望ましいため，リンパ球除去化学療法の監査の段階で，許容量より少量であっても，休薬について確認している．

各 CAR-T 細胞の臨床試験における併用禁止基準は，以下の通りである．

- キムリア：治療を目的としたステロイドの全身投与は CAR-T 細胞投与の 72 時間前までに終了しなければならない．ただし，生理的補充を目的とした，ヒドロコルチゾン換算で $12mg/m^2$/ 日未満（濾胞性リンパ腫患者を対象とした臨床試験では 40mg/ 日以下）のステロイド投与は許容される．
- ブレヤンジ：CAR-T 細胞の投与前 72 時間以内は副腎皮質ステロイドの治療用量（本邦未承認プレドニゾンまたは同換算で 20mg/ 日超と定義）を使用しない．ただし，ステロイドの生理的補充用量，局所投与および吸入投与は許容される．
- イエスカルタ：CAR-T 細胞投与前 5 日間のプレドニゾン当量で 5mg/ 日以上の副腎皮質ステロイドは併用を禁止する．
- アベクマ：リンパ球除去化学療法の実施前 72 時間以内に治療用量（プレドニゾロンまたは同換算で 20mg/ 日超）の副腎皮質ステロイドを使用してはいけない．ステロイドの生理的補充，局所投与，鼻腔内投与および吸入投与は許容される．

〈谷口理沙〉

## 5-1 ●投与直後から急性期の管理

# 1 投与管理と観察項目

## はじめに

　CAR-T 細胞療法は，再発・難治 B 細胞性急性リンパ芽球性白血病（ALL）と再発・難治びまん性大細胞型 B 細胞リンパ腫（DLBCL）を対象に 2019 年 5 月に保険診療として認可された．がん免疫療法の一つで，患者自身の血液から免疫細胞である T 細胞を採取してがん細胞を特異的に攻撃できるように遺伝子改変を加えたものを患者の体内に戻すことでがん細胞への攻撃力を高めた治療である．

　がん細胞を攻撃する一方で，自らの正常細胞も攻撃し，頭痛や高熱，重症化すると血圧低下などがみられるサイトカイン放出症候群（CRS）や意識障害などの神経系症状を代表とする死に至る可能性のある重篤な副作用のリスクから万全の管理体制が求められている．そのため，CAR-T 製剤を安全に投与し，これらの副作用の出現を早期に発見し，適切に対処することが重要であると考え，多職種と連携し，投与管理・副作用管理の体制整備を行った．この稿では，CAR-T 細胞療法の主な副作用と投与管理，副作用管理について述べる．

## ▶CAR-T 細胞療法の主な副作用

（1）サイトカイン放出症候群（CRS）

　CRS は免疫系が過剰に活性化した状態で起こる症候群で，多くの場合，投与翌日から 14 日目までに発生する[1]．発熱，悪心・悪寒，筋肉痛などを呈し，一部の患者では重度の低血圧，頻脈，呼吸困難などが誘発され症状が急激に進展し，死亡に至ることがある[2]．

（2）神経系症状，ICANS

　さまざまな免疫細胞療法に伴う多彩な神経毒性が報告されているなか，それらを包含する形で immune effector cell-associated neurotoxicity syndrome（ICANS）という統一用語が，2019 年 American Society for Transplantation and Cellular Therapy（ASTCT）から提唱された[3]．

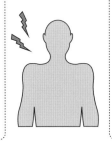

サイトカイン放出症候群
（CRS）

頭痛
高熱・悪寒
倦怠感
悪心・嘔吐
関節痛・筋肉痛
血圧低下
低酸素血症

神経系症状

脳症
頭痛
意識障害・失語
せん妄
けいれん・錯乱
振戦

**図1** 主な副作用

CAR-T 細胞輸注後 3 ～ 6 日目に出現し，初期症状の例として振戦，書字障害，表出性言語障害などがあげられる．CRS 発症後に ICANS を併発してくることが多いが，CRS 発症なしに ICANS のみを発症する場合もまれにある．神経症状の多くは一過性で，症状の漸増・漸減する場合もあるが，CAR-T 細胞輸注後 14 ～ 21 日までには症状の改善を認めることが多い．ただし，急激な症状の悪化は脳浮腫への進行が示唆され，十分な注意が必要である．ICANS として報告されている臨床症状は，脳症（傾眠，認知障害，記憶障害，注意障害，混迷，精神状態の変化，意識レベル低下，自動症など），痙攣，せん妄（幻覚，幻視，易刺激性，不穏など），頭痛，振戦，めまい，失神発作，失語，嚥下障害，睡眠障害，運動機能障害，運動失調，計算障害，ミオクローヌス発作など多彩であり，他の原因との鑑別に慎重を要する[4]．

## ▶投与管理

当院では，CAR-T 細胞療法を 2019 年 12 月から開始した．開始に向けて医師・薬剤師・看護師でレジメンや投与手順のマニュアルを作成し，投与手順の標準化を行った．必要物品や役割分担なども明記し，投与手順を標準化することで安全な投与管理を行うことができる．

また，開始当初は CAR-T 細胞の輸注日を火曜日に設定し，投与を行っていた．しかし，DLBCL に対する CAR-T 細胞療法において，CRS などの症状が投与 3 ～ 4 日目に出現する[5]ことが多く，週末に症状が出現する事例が多かったことから医師と相談し，金曜日に変更した．そして，2022 年 12 月から開始した多発性骨髄腫（MM）に対する CAR-T 細胞療法においては，CRS などの症状が投与当日または翌日に出現することが多い[6]ことから火曜日を輸注日に

投与管理と観察項目

1

設定した. 投与時間については, 基本的に 13 時 30 分からとして細胞療法センターと製剤の出庫などの調整を行っている. ただ, 同種造血幹細胞移植実施施設でもあるため, 移植日と重なってしまうことがあり, その時には移植との時刻調整を行っている.

(1) 投与手順

実際の投与当日の流れを示し ■図2■, 各段階での具体的な内容について説明する.

1) 投与前

前投薬や投与時・投与後の指示を確認し, 指示に基づいて準備を整える.

患者にモニター装着の必要性や前投薬の投与時間などを説明し, 患者自身の準備を整える. 医師と投与開始時間を最終確認し, 投与 30 分前に前投薬投与を行う. その際にモニター装着も行い, 装着中の移動方法などについて説明する.

医師は, 製剤を受け取りに行き, 病棟まで搬送する. 病棟で融解が必要な製剤と細胞療法センターで融解するものがある.

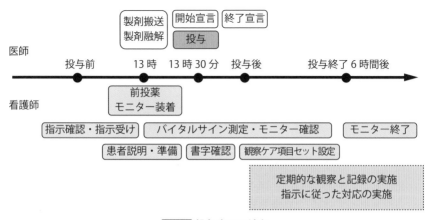

**図2 投与当日の流れ**

## 2) 投与時

### ここがポイント

☑ 製剤によって投与方法が異なり，副作用の発現頻度も異なるため製剤毎の特徴を理解することが異常の早期発見につながる

☑ 投与時にショックやアナフィラキシーを含むインフュージョンリアクションが出現することがあるので注意が必要である

【点滴静脈注射】

準備物品

- テルフュージョン輸血セット（ルート①） 1本
- テルフュージョン連結管（ルート②）CAR-T製剤1バックに付き1本
- 生食シリンジ 1本
- ヘパリンフラッシュ 1本
- アルコール綿花
- タイマー

（プライミングおよびリンスに必要な生食はレジメンオーダーされる）

　製剤と患者リストバンドの照合を行い，正しい製剤であることを確認し，生食を製剤に交換して投与を開始する．この時，医師が開始を宣言し，看護師と開始時間を共有する．開始後2分間はおよそ60mL/時間（1mL/分）で投与を行うため，看護師はタイマーを設定する．

　2分経過し，問題なければ流量調整（キムリア®：10〜20mL/分[7]，アベクマ®：10mL/分を超えない速度[8]）を行う．

【静脈注射】

準備物品

- 生食シリンジ 投与バック数に合わせた本数
- ヘパリンフラッシュ 1本
- アルコール綿花
- タイマー

　製剤シリンジと患者リストバンドの照合を行い，正しい製剤であることを確認する．カテーテルに生食を通した後，製剤シリンジを留置中のCVカテーテルに接続し，CD8T細胞製剤，生食シリンジ，CD4T細胞製剤の順番に投与を行う．この時，医師が開始を宣言し，看護師と開始時間を共有する．CAR-T

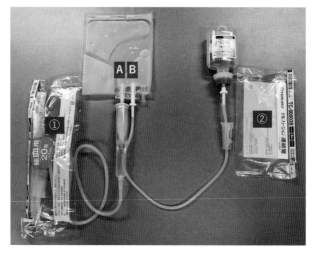

**図3　点滴静脈注射時の投与方法**

1. テルフュージョン連結管のクレンメを閉じ，リンス用生食50mLに接続する．（CAR-T製剤のバック数だけ準備する）
2. プライミング用生食50mLでテルフュージョン輸血セット（ルート①）をプライミングする．
3. バッグの【A】に2でプライミングしたテルフュージョン輸血セット（ルート①）を接続し，【B】にテルフュージョン連結管（ルート②）を接続する．
4. 患者に留置されているカテーテルにルート①を接続．ルート①のクレンメを開放し，CAR-T製剤の投与を開始する．
5. バッグ内のCAR-T製剤投与終了後，ルート②のクレンメを開放し，生食でバッグをリンスし，投与後にルート①のクレンメを閉じる．
6. CAR-T製剤2バック目，3バック目がある場合は，3〜5を繰り返す．

細胞製剤は0.5mL/分で投与を行う．

### 3) 投与後

　製剤の投与が終了したら点滴静脈注射の場合は，バッグを生食25〜30mLでリンスし，リンスした全量を投与する．生食の投与が終了した時点を終了時とし，バイタルサインの測定を行う．シリンジでの静脈注射の場合は，製剤投与が終了し，ルート内を生食5mL程度でリンスする．投与と同じ速度で生食の投与が終了した時点を終了時とし，バイタルサインの測定を行う．その後は指示に従い6時間後まで定期的にバイタルサインを測定し，モニター波形の確認，症状の観察を行い，異常の早期発見に努めている．

### (2) より安全な投与管理のための取り組み

　週に1例，月3件（最大4件）までをCAR-T細胞療法実施枠として設定しており，投与当日を経験するスタッフも限られる中で，誰もが安全に投与を行うために，指示の内容確認から物品準備・患者準備・看護記録・出庫から輸注

## 表1 CAR-T 細胞輸注当日チェックリスト

| 項目 | 内容 | チェック |
|---|---|---|
| 指示受け | (1) 薬剤師カルテの【レジメン監査】に前投薬の監査があることを確認する | ☐ |
| | (2) 注射指示を受ける (前投薬の指示は, 日勤担当看護師が受ける) | |
| 一般指示の<br>内容確認 | CAR-T 細胞療法の一般指示が入っているか確認し, 指示受けを行う<br>「発熱時」<br>38 度以上: 血液培養 2 セット採取　※ 72 時間以内に採取されていれば不要. 一連の熱発で 2 回まで<br>38 度以上: 抗菌薬投与　※セフェピム静注用 2g＋生食 2 ポート (キットH) 100mL 30 分で点滴. 1 日 2 回<br>38 度以上: カロナール錠 500 (500mg) 1 錠　※ 4 時間以上あけて 1 日 4 回まで使用可<br>38 度以上: アセリオ静注液 1000mg (100mL) ※ 15 分で点滴. 4 時間以上あけて 1 日 3 回まで使用可<br>38 度以上: 8 時間ごと尿量測定開始<br>38 度以上: 初回は Dr. call　※状況を ICU 担当医に連絡 (発熱のみでの即入室はしない)<br>「酸素投与・SpO₂ モニタリング」<br>SpO₂ 90％以下: Dr. call　※酸素投与が必要な場合, 72 時間以内 (可及的早期) に ICU 入室<br>SpO₂ 90％以下: 酸素 up　※ 1L ずつ 15L まで (上限 15L) 1〜4L まで経鼻 5〜8L までマスク<br>9L 以上 リザーバーマスク<br>「血圧異常時」<br>収縮血圧 80mmHg 以下: Dr. call<br>収縮期血圧 80mmHg 以下: 輸液負荷　※生食 500mL×2 本 (計 1000mL) 500mL/ 時で点滴<br>収縮期血圧 80mmHg 以下: 輸液負荷後　※1時間で改善しない場合Dr. call. ICU 入室・トシリズマブ投与検討<br>収縮血圧 80mmHg 以下: Dr. call　※輸液に反応しない場合 72 時間以内 (可及的早期) に ICU 入室<br>「意識障害時」<br>錯乱, 振戦, 痙攣, 失語, 傾眠: Dr. call　※脳神経内科にコンサルト<br>患者に 1 日 1 回同じ文章を確認用紙に記載してもらい異常時: Dr. call<br>「身体計測」<br>1 日 1 回: 体重測定<br>「心電図」<br>輸注前から: 心電図モニター　※輸注終了 6 時間後まで<br>不整脈 PVC3 連以上: Dr. call<br>「SpO₂」<br>輸注前から: SpO₂ モニター　※輸注終了 6 時間後まで<br>「血圧・検温・脈拍」<br>輸注前, 輸注開始 5 分後, 10 分後, 30 分後, 60 分後, 輸注終了時, 終了 10 分後, 30 分後, 1 時間後, 2 時間後, 4 時間後, 6 時間後: 血圧・検温・脈拍・呼吸数測定 | ☐ |

| | | |
|---|---|---|
| **「安静度」**<br>棟内（制限なし） | | |
| （投与翌日以降）「**血圧・検温・脈拍・SpO$_2$**」：1 日 4 回血圧・検温・脈拍・<br>SpO$_2$・呼吸数測定 | | |

| 項目 | 内容 | チェック |
|---|---|---|
| 物品準備 | 看護師は以下の物品準備を行う<br>①生食 50mL・生食ラベル（プライミング用），輸血セット（自然滴下用），<br>　アルコール綿花<br>②生食 50mL・生食ラベル（リンス用），テルフュージョン連結管<br>　※バック数分準備しておく<br>タイマー，アルコール綿花，ヘパリンロックシリンジ<br>※プライミング・実施・照合は医師が行う | ☐ |
| 患者準備 | ・生体監視（ECG・SpO$_2$）モニターの準備（ベッドサイドモニター使用）<br>　※セントラルモニターで入床確認し，波形を確認<br>・必要時は投与前にトイレに行ってもらう<br>・「輸注前」の VS 測定<br>・書字確認用紙を手渡し，毎日同じ簡単な文章を記載し経過を確認すること<br>　を説明 | ☐ |
| 看護記録 | ・看護オーダー：「重症」に設定<br>　「重症」の期間：輸注日〜最低 1 週間は継続<br>　「重症」解除のタイミング：1 週間経過後，解熱剤使用せず 38 度以下の日<br>　が 2 日続いたら，解除可能<br>・観察ケア項目セット「血液内科：CAR-T 療法」を適用し，項目設定 | ☐ |
| 出庫から<br>輸注まで | 13 時 00 分　担当医が「輸血指示書」を持参し，CAR-T 製剤受け取り<br>　　　　　　　前投薬投与の時間を医師に確認し，看護師が前投薬を投与<br>　　　　　　　病棟に CAR-T 製剤搬送後，医師 2 名で準備照合実施<br>　　　　　　　照合確認<br>13 時 15 分　医師が CAR-T 製剤の解凍開始（必要時）<br>13 時 30 分　実施前の患者照合を実施し，投与開始<br>　　　　　　　※ 2 バック以上ある場合は，交換毎に患者照合を実施<br>　　　　　　　看護師は，タイマーを 2 分にセット，投与開始時間を医師と<br>　　　　　　　確認し，タイマーを開始<br>　　　　　　　指示に基づき，患者の VS 測定と全身状態の観察や記録を行う<br>　　　　　　　2 分経過したら医師が CAR-T 製剤の投与速度を変更する<br>　　　　　　　※開始後 30 分経過し少なくとも 1 バック目投与が問題なく終<br>　　　　　　　了していれば，看護師は部屋から離れてもよいが，<br>　　　　　　　①バック毎に開始照合と終了登録をすること，②最終バック<br>　　　　　　　　のリンスを開始するときに部屋からナースコールをするこ<br>　　　　　　　　とを伝える<br>終了時　　　投与終了時間を医師と確認<br>　　　　　　　CAR-T 製剤終了時に副作用登録を行う<br>　　　　　　　※ 2 バック以上ある場合は，バック毎に終了の副作用登録を<br>　　　　　　　　実施する<br>　　　　　　　CAR-T 製剤投与ルートをヘパリンロックする | ☐ |

| | 指示に基づき，患者の VS 測定 (呼吸数含む) と全身状態の観察や記録を行う<br>モニタリング中のトイレ移動時は，ナースコールするよう説明する<br>※移植と同日に CAR-T 製剤投与がある場合，輸注時間について医師または師長に確認する | |
|---|---|---|
| 受け持ち | 投与当日は 2 人で受け持つ．翌日以降は，発熱などなく状態が安定していれば 1 人持ちで可<br>1 人で受け持つ際も，申し送り時にペアで情報共有する | □ |

までを流れに沿って確認しながら実施できるツールが必要であると考え，チェックリスト 表1 を作成した．チェックリストでは，正しい指示の内容を確認できるようにし，過不足なくスムーズに輸注を開始できるように必要物品や患者の準備，看護記録として観察ケア項目セットの設定などについて記載し，製剤の出庫から輸注までの流れと医師・看護師の役割分担などを明記した．チェックリストを使用することでより安全に投与することができ，投与管理の強化につながっている．CAR-T 細胞療法導入時は 1 製剤のみであったが，製剤の種類が増え，どの製剤も静脈内投与ではあるが，点滴静脈注射するものとシリンジで静脈注射を行うものとがあり，投与方法が異なる製剤が導入されたため，それに合わせてチェックリストを改訂し，使用している．また，チェックリストは統一した内容で自立に向けて指導できるツールとしても活用している．チェックリストに沿って経験に合わせた支援を行うことで輸注業務を自立して受け持つことができる看護師を育成している．

## ▶副作用管理 (観察項目)

### ここがポイント

☑ 看護師の観察により多彩な症状を呈する CRS や神経系症状などの副作用を早期に発見し，迅速に治療介入につなげることで重症化を予防することができる

☑ 副作用のリスク因子である腫瘍量や髄外病変の有無などを医師と共有することで，起こりうる症状を予測し，異常の早期発見・対処につなげていくことが必要である

☑ 観察項目をセット化することで，経験によらない観察が可能になる

CAR-T 細胞療法は, ALL や DLBCL, MM において優れた腫瘍効果が認められている反面, 発熱や頭痛, 進行すると呼吸困難, 血圧低下などがみられる CRS や痙攣, 意識障害など生命を脅かす重篤な副作用が報告されている[5,9-11].

そのため, 看護師の観察による「異常の早期発見・対処」がタイムリーで適切な治療につながる. そこで, 必要な観察項目や指示をセット化し, 誰もが注意すべき項目を抜けなく観察できるようにすることが安全な治療のカギとなると考えクリニカルパスのように, ①情報の共有化がスムーズで, ②標準化された判断基準や観察項目により臨床経験に左右されず, ③記録の効率化ができるツールとして医師と相談し, セット指示と観察ケア項目セットを作成した.

## (1) セット指示

CAR-T 細胞療法の実施により生じる副作用に対しての対応指示をセット化することで, バリアンスの判断基準を明確にし, 症状に合わせて対応を統一することができる. CAR-T 細胞療法導入当初は治験での副作用発生状況などから ALL とリンパ腫で同じ指示を使用していた. しかし, リンパ腫に対する CAR-T 細胞療法の経験を積んだことで, ICU 入室基準を見直し, 「38 度以上の発熱を認めた段階で可及的速やかに ICU 入室」から「発熱以外の血圧低下や酸素投与が必要になった段階での ICU 入室」に変更している. また, ICANS 発症のリスクがこれまでの CAR-T 細胞療法より高い[6]と言われている MM に対する CAR-T 細胞療法の導入に伴い, 書字確認をセット指示に追加した. 書字確認によって神経症状の早期発見につながっている. 現在では, ALL, リンパ腫, MM , それぞれの疾患ごとのセット指示 **表2** を作成し, 指示に従って適切に対応を行うことで, 病棟でのより安全な投与が可能となっている.

## (2) 観察ケア項目セット

当院では疾患や治療, 検査の標準的な看護ケアや観察項目をセット化した観察ケア項目セット[12]を使用しており, CAR-T 細胞療法に合わせた項目で作成した.

実際の観察ケア項目セットでは, キムリア®の適正使用ガイド[5]を参考にしながら, 出現頻度の高い症状を中心に, CRS による症状として, 悪寒, 頭痛, 倦怠感, 悪心の程度, 嘔吐, 関節痛, 神経系症状として, 意識障害や振戦, 言語障害を観察項目として設定した. MM に対する CAR-T 細胞療法の導入に伴い, 書字障害を観察項目に追加している. これらの症状を看護師が経時的に観察し, 記録することで, 医師との情報共有を円滑にし, 注意すべき症状の出現を早期に捉えることができる. そして, 前述の指示に従って対応することで, タイムリーで適切な治療につなげることが可能となる.

**表2** セット指示（多発性骨髄腫用）

| 【継続】CAR-T | |
|---|---|
| 発熱時 | 38 度以上: 血液培養 2 セット採取　※ 72 時間以内に採取されていれば不要.<br>　一連の熱発で 2 回まで<br>38 度以上: 抗菌薬投与　※セフェピム静注用 2g ＋生食 2 ポート（キットH）<br>　100mL 30 分で点滴. 1 日 2 回<br>38 度以上: カロナール錠 500（500mg）1 錠　※ 4 時間以上あけて 1 日 4 回ま<br>　で使用可<br>38 度以上: アセリオ静注液 1000mg（100mL）※ 15 分で点滴. 4 時間以上あけ<br>　て 1 日 3 回まで使用可<br>38 以上: 8 時間ごと尿量測定開始<br>38 以上: 初回は Dr. call　※状況を ICU 担当医に連絡（発熱のみでの即入室は<br>　しない） |
| 酸素投与・SpO₂<br>モニタリング | SpO$_2$ 90%以下: Dr. call　※酸素投与が必要な場合, 72 時間以内（可及的早期）<br>　に ICU 入室<br>SpO$_2$ 90%以下: 酸素 up　※ 1L ずつ 15L まで（上限 15L）1〜4L まで経鼻<br>　5〜8L までマスク　9L 以上 リザーバーマスク |
| 血圧異常時 | 収縮期血圧 80mmHg 以下: Dr. call<br>収縮期血圧 80mmHg 以下: 輸液負荷　※生食 500mL × 2 本（計 1000mL）<br>　500mL/ 時で点滴<br>収縮期血圧 80mmHg 以下: 輸液負荷後　※ 1 時間で改善しない場合 Dr. call.<br>　ICU 入室・トシリズマブ投与と検討<br>収縮期血圧 80mmHg 以下: Dr. call　※輸液に反応しない場合 72 時間以内（可<br>　及的早期）に ICU 入室 |
| 意識障害時 | 錯乱, 振戦, 痙攣, 失語, 傾眠: Dr. call　※脳神経内科にコンサルト<br>患者に 1 日 1 回同じ文章を確認用紙に記載してもらい異常時: Dr. call |
| 身体計測 | 1 日 1 回: 体重測定 |
| 安静度 | 棟内（制限なし） |
| 血圧・検温・<br>脈拍・SpO₂ | （投与翌日以降）1 日 4 回血圧・検温・脈拍・SpO$_2$・呼吸数測定 |
| 【継続】CAR-T 輸注時 | |
| 心電図 | 輸注前から: 心電図モニター　※輸注終了 6 時間後まで<br>不整脈 PVC3 連以上: Dr. call |
| SpO₂ | 輸注前から: SpO$_2$ モニター　※輸注終了 6 時間後まで |
| 血圧・検温・脈拍 | 輸注前, 輸注開始 5 分後, 10 分後, 30 分後, 60 分後, 輸注終了時, 終了 10 分<br>後, 30 分後, 1 時間後, 2 時間後, 4 時間後, 6 時間後: 血圧・検温・脈拍・呼吸<br>数測定 |

**1**

投与管理と観察項目

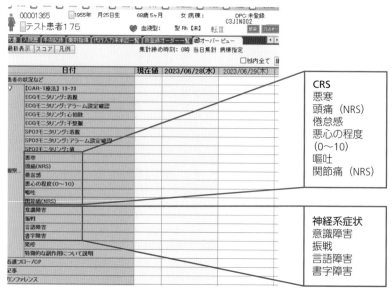

**図4** 観察ケア項目セット（CAR-T 療法）

## （3）より安全な副作用管理のための取り組み

### 1）看護師教育

　新規治療である CAR-T 細胞療法について，スタッフ全員が治療を理解することが安全な医療の提供につながる．交代勤務の看護師全員が同等の知識を得るためには，学習環境を調整する必要があった．

　どのような機序で働き，どのような副作用が生じるのかなど，CAR-T 細胞療法についての看護師向け勉強会を医師に開催してもらい，医師の勉強会を動画で撮影した．いつでも視聴できる環境を整えた上で，看護師全員が動画を視聴し，CAR-T 細胞療法に関する知識を習得していった．勉強会を動画に残すことで，新人看護師や新たに当科で勤務することになった看護師が CAR-T 細胞療法に関していつでも学習できる環境が整備されている．

　また，電子カルテ上に CAR-T 細胞療法に関するパンフレットや添付文書などの資料や投与マニュアル，勉強会資料などの情報をまとめて閲覧できるようにし，かつ，必要な資料をファイリングすることでタイムリーに閲覧できるようにした．必要な資料やマニュアルなどの所在が明確で，タイムリーに閲覧できる環境がスタッフの安心につながっている．

　新たな CAR-T 製剤が導入されるごとに，順次資料を準備し，学習できる環

境を整えることで，導入までにスタッフ全員が学習を進められるように調整している．

## 2) 医師との情報共有

　CAR-T 細胞療法を当院で行う患者の 8 割以上が紹介患者のため，患者の疾患や治療の状況を看護師が把握する機会が限られている．しかし，副作用のリスク因子を把握したうえで副作用に備えることで異常の早期発見につながるため，患者毎にリスクとなりうる事項（腫瘍量，髄外病変の有無，脳血管障害の既往など）について，事前に医師・看護師で合同カンファレンスを開催し，情報共有を行っている．治療の一般的なリスクを理解するだけでなく，患者毎のリスクを共有することで，より安全な副作用管理を行うことができる．

## 3) 力量管理

　CAR-T 細胞療法は月 3 件〜 4 件実施しているが，交代制勤務である看護師にとって，投与当日を経験する機会には個人差があり，個々のスタッフで経験に偏りがあった．しかし，それぞれの経験を把握できていなかったため，スタッフの経験を可視化できるように，進捗状況一覧を作成した．

　進捗状況一覧により，CAR-T 投与経験を可視化することで経験のないスタッフや経験の少ないスタッフが CAR-T 投与当日の受け持ちを経験できるように調整したり，チェックリストを活用し，経験に応じて統一した内容で指導を行うことで，自立の評価につなげることができる．

　また，進捗状況一覧に外来での IC 同席経験や退院オリエンテーションの経験なども記載できるようにし，CAR-T 細胞療法に関する看護師の力量管理ができるように工夫している．

## おわりに

　これらの取り組みを通してより安全に投与できる体制が整えられた．また，症例数も増加する中で，経験からの学びを生かし，患者の年齢や腫瘍量などを考慮した上で，個室ではなく，大部屋でも CAR-T 細胞療法が実施可能となっている．MM に対する CAR-T 細胞療法も開始され，CAR-T 細胞療法を受ける患者はさらに増加することが予想される．今後も経験を重ね，多職種と連携しながら，基準や手順の見直しを行い，より安全な投与管理・副作用管理に向けた体制整備を行っていくことが重要である．

1 投与管理と観察項目

## 【参考文献】

1) 赤塚美樹. CAR-T 細胞療法の基礎と今後の臨床展開. 日本輸血細胞治療学会誌. 2019; 65: 851-857.
2) 「CAR-T 細胞輸注療法に伴うサイトカイン放出症候群」に対する「アクテムラ®」の効能・効果追加の承認申請について. 2018 年 05 月 29 日ニュースリリース. 中外製薬.
3) Lee DW, Santomasso BD, Locke FL, et al. ASTCT consensus grading for cytokine release syndrome and neurologic toxicity associated with immune effector cells. *Biol Blood Marrow Transplant*. 2019; 25: 625-638.
4) 加藤光次. ICANS に対するマネジメント. 医学のあゆみ. 2021; 277: 927-933.
5) 厚生労働省. 最適使用推進ガイドライン チサゲンレクルユーセル（販売名：キムリア点滴静注）～ B 細胞性急性リンパ芽球性白血病, びまん性大細胞型 B 細胞リンパ腫及び濾胞性リンパ腫～. 2021. p.6-25.
6) 厚生労働省. 最適使用推進ガイドライン イデカブタゲン ビクルユーセル（販売名：アベクマ点滴静注）～多発性骨髄腫～. 2021. p.15-18.
7) キムリア点滴静注添付文書.
8) アベクマ点滴静注添付文書.
9) Imai C. History and perspectives of chimeric antigen receptor-T cell therapy. *Jap J Pediatric Hematol/Oncol*. 2020; 57: 354-359.
10) 斎藤章治, 中沢洋三. CAR-T 療法の現状と今後の展望. 信州医誌. 2018; 66: 425-433.
11) 多発性骨髄腫に対する「CAR-T 細胞療法」. 国立研究開発法人日本医療研究開発機構.（https://www.amed.go.jp/pr/2017_seikashu_02-01.html）
12) 疋田智子, 飯田 恵. 看護実践の 3 部構造モデルを用いた看護過程運用方法の見直し. 第 29 回日本看護診断学会学術大会プログラム・抄録集. 2023. p.52.

〈福田裕子〉

## 5-1 ●投与直後から急性期の管理

# 2 投与直後の観察と急性期対応

### ここがポイント

☑ サイトカイン放出症候群（CRS）と免疫エフェクター細胞関連神経毒性症候群（ICANS）は CAR-T 治療における最も重要な合併症である．適切に診断し，遅れることなく治療を開始する必要がある

☑ CRS/ICANS が重症化した場合は ICU 管理が必要となる

☑ アナフィラキシー，腫瘍崩壊症候群，腫瘍の偽増悪も重要な合併症の一つである

## はじめに

　CAR-T 治療後の管理において最も重要な時期は，投与から 2 週間以内の急性期である．急性期において最も注意すべき合併症は，サイトカイン放出症候群（cytokine release syndrome, CRS）と免疫エフェクター細胞関連神経毒性症候群（immune effector cell-associated neurotoxicity syndrome, ICANS）である．また，投与中あるいは直後に起こるアナフィラキシー，腫瘍崩壊症候群，偽増悪（pseudo-progression）などの合併症も重要である．

## ▶サイトカイン放出症候群（CRS）

　多くの症例で投与後 1 日〜数日以内に CRS を発症する．CRS は，発熱，頭痛，関節痛，食欲低下，悪寒・戦慄，血圧低下，低酸素血症，臓器不全などの症状，所見を呈する．ほとんどの症例において，CRS の最初の徴候は発熱である．体温，呼吸・循環の状態により重症度が分類される　図1．

　CRS による症状は，感染症による症状と極めて類似するため，血液・生化学検査や血液培養，CT 等の画像検査により，可能な限り感染症を除外する必要がある．しかし，感染症との鑑別は困難なことが多いため，感染症として治療を開始する．ただし，G-CSF 製剤は CRS を増悪させる可能性があるため，

好中球減少症を認めたとしても CRS が改善するまで（一般的に投与から 2 週間程度）G-CSF の使用を控える．その他，腫瘍熱や腫瘍崩壊症候群（後述）などの可能性も考慮する．

CRS の発症および重症化リスクを予想することも重要である．高腫瘍量の患者は CRS の発症および重症化リスクが高い．CAR-T 製剤自体あるいは CAR-T 細胞の量・質も CRS の発症リスクに関連することが示唆されている．ただ，完全に予測することは難しいため，さまざまな可能性を考慮しつつ治療方針を選択する．

CAR-T 投与後は，定期的にバイタル（血圧，脈拍，$SpO_2$，意識状態）をモニターすることが重要である．治療のアルゴリズム例を **図1** に示すが，これは絶対的なものではなく，疾患（リンパ腫，急性リンパ性白血病，骨髄腫），製剤の種類，あるいは個々の症例に対して判断することが望ましい．グレード 1 の CRS では補液，解熱剤等による対症療法により管理可能な場合が多いが，39 度以上の高熱や 38 度台の発熱が持続する場合は，抗 IL-6 抗体であるトシ

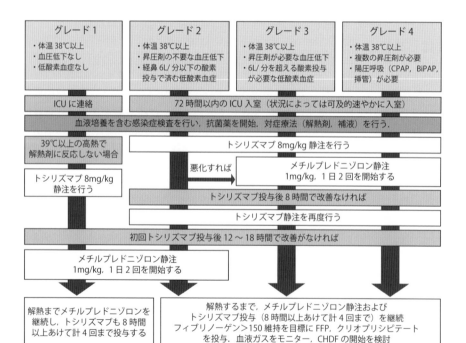

**図1 CRS への対応**
(Yakoub-Agha I, et al. Haematologica. 2020; 105: 297-316[2], Gardner RA, et al. Blood. 2019; 134: 2149-2158[3] より改変)

リズマブの投与を検討する．トシリズマブ投与後，改善が認められなければ，ステロイドの投与も検討される．ただ，ステロイド投与により CAR-T 細胞の増殖が抑制されることを避けるため，状態が安定している場合はトシリズマブの再投与により経過をみる場合もある．しかし，短期間のステロイド投与では CAR-T 細胞の増殖や生存および臨床成績に大きな影響がないともいわれているため，CRS の増悪を認めた場合はためらわずにステロイドを併用する．またグレード 2 以上の CRS に対しては集中的な管理が必要となるため ICU 入室も検討する．なお，CRS に引き続き血球貪食性リンパ組織球症を発症することもまれにあり，その場合は重症の CRS に準じて治療を行う．

## ▶免疫エフェクター細胞関連神経毒性症候群（ICANS）

免疫エフェクター細胞関連神経毒性症候群（ICANS）は CRS と並び，重要な合併症である．錯乱，痙攣，せん妄，失語症，運動機能障害，傾眠，意識障害などの症状を伴う．重症例では痙攣や昏睡，脳浮腫，時には脳内出血など生命を脅かす症状を呈する．CAR-T 投与患者の 1/3 程度に発現し，そのうち 1 〜3 割は重度の症状を伴う．ICANS 発症のリスク因子として，高腫瘍量，高齢があげられる．また CAR-T 製剤により発症リスクが異なる．

ICANS は CAR-T 投与後，5 〜 7 日で発症するが，CRS 発症直後に認める場合もある一方，CAR-T 投与後，2 週間以降に発症する場合もある．ICANS が疑われた場合は，脳血管障害や感染症などを除外するため，脳 MRI や髄液検査を施行する．また脳波も有用である．

CAR-T 投与後，ICANS のモニターのため，見当識，呼称，従命，書字，注意力を評価する 10 段階の ICE スコア 表1 を用いて認知機能の微妙な変化を評価することが望ましい．このスコアと，意識レベルの変化や脳圧・脳浮腫の症状を組み込んだ神経機能の総合評価として，ICANS グレードを決定する．意識レベルの低下を認める場合等，中等症・重症の ICANS に対しては，ICU での管理が望ましい．

治療のアルゴリズム例を 図2 に示す．ICANS のグレードと CRS の有無に応じて決定する．CRS で有効とされているトシリズマブの ICANS に対する有用性は示されておらず，CRS を伴わない ICANS に対してはステロイド治療を行う．高用量で治療開始し，症状に応じて急速に漸減する．また ICANS を発症した場合，痙攣発作に対してはレベチラセタムを投与する．てんかん重積状態にはベンゾジアゼピンを使用する．通常は可逆的な毒性であり，ほとんどの症

**表1** ICANS の重症度分類

| | グレード1 | グレード2 | グレード3 | グレード4 |
|---|---|---|---|---|
| ICE スコア* | 7-9点 | 3-6点 | 0-2点 | 0点（覚醒不能または実行不能） |
| 意識レベル† | 自然に覚醒 | 呼びかけで覚醒 | 触覚刺激で覚醒 | 強い刺激，または刺激の繰り返しで覚醒．昏迷または昏睡 |
| 痙攣発作 | なし | なし | 短時間の部分または全般発作；介入により消失する脳波上の非痙攣発作 | 生命の危険を伴う長時間の（5分を超える）発作；発作間でベースラインまで回復しない，繰り返す臨床的または電気的発作 |
| 運動麻痺‡ | なし | なし | なし | 不全片麻痺または不全対麻痺などの中枢性局所性運動麻痺 |
| 脳圧亢進/脳浮腫 | なし | なし | 画像上の局所的な脳浮腫§ | 画像上のびまん性脳浮腫；除脳硬直または除皮質硬直；外転神経麻痺；乳頭浮腫；クッシング三徴（血圧上昇，徐脈，失調呼吸） |

ICE (Immune effector Cell-associated Encephalopathy) スコア（10点満点）
・見当識（年，月，都市，病院）：4点
・呼称（時計，ペン，ボタンなど3つの物を指して名前が言えるか）：3点
・従命（「指を2本見せてください」「目を閉じて舌を出してください」）：1点
・書字（標準的な文章「今日の天気は晴れです」などを書く）：1点
・注意力（100から10ずつ引き算する）：1点

ICANS以外の原因による症状を除き，最もグレードの高い項目で分類する
*全失語によりICEスコアが0点となる場合はグレード3とする．覚醒不能により0点となる場合はグレード4とする．
†他の原因（鎮静剤など）によらない意識レベル低下
‡振戦とミオクローヌスはCTCAE v5.0で重症度を決め，ICANSの重症度分類には影響しない
§頭蓋内出血は，脳浮腫を伴う場合も，伴わない場合も，CAR-Tの神経系事象ではなく，ICANSの重症度分類には関係しない．CTCAE v5.0で重症度を分類する．

(Lee DW, et al. Biol Blood Marrow Transplant. 2019; 25: 625-638[1] より)

例は，支持療法と副腎皮質ステロイド療法による早期介入により，治癒する．

## ▶アナフィラキシー

　DMSO等の細胞保存液によるアナフィラキシーに対しても注意が必要である．CAR-T細胞輸注中にアナフィラキシーを認めた場合は，輸注を一旦中止し一般的な治療を行う．重篤なアナフィラキシーを認め，CAR-T投与再開が困難となる場合もある．末梢血幹細胞や臍帯血投与時に細胞保存液によるアナフィラキシーを認めた場合，輸注を一旦中断し，幹細胞を洗浄後，投与を再開するが，それと同様にCAR-T製剤を洗浄した後に投与することも理論上有効と考えられる．しかし，洗浄後のCAR-T製剤の安全性と有効性に関しては，

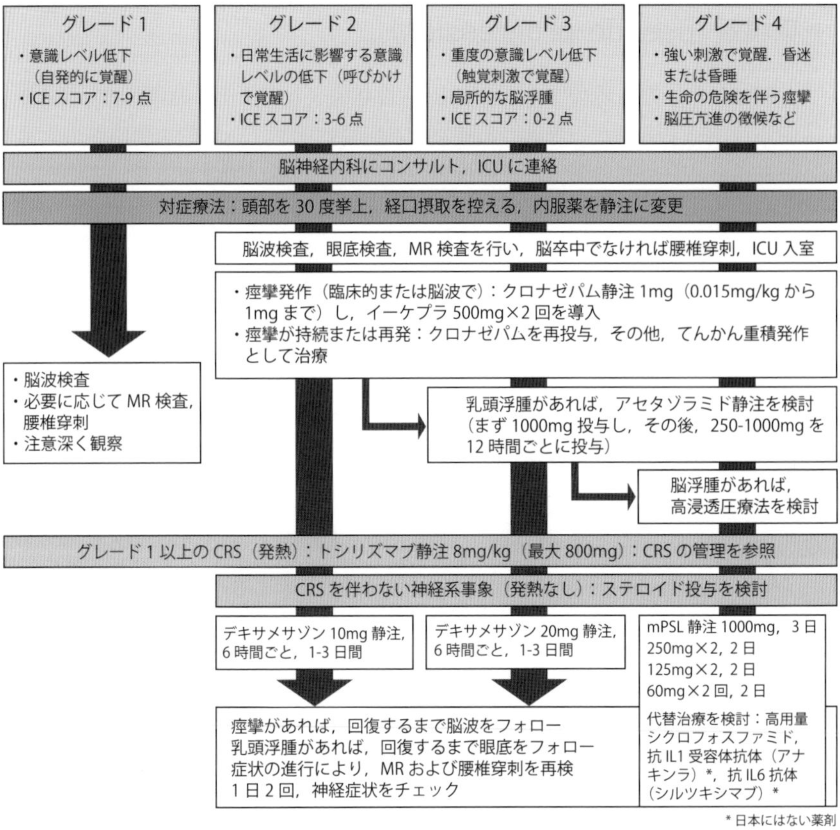


**図2 ICANS への対応**
(Yakoub-Agha I, et al. Haematologica. 2020; 105: 297-316[2]より)

症例の集積と評価が必要である．

## ▶腫瘍崩壊症候群

CAR-T 細胞は体内で急速に増幅し速やかに治療効果を発揮するため，腫瘍崩壊症候群を発症することがある．特に腫瘍量が多いほど CAR-T 細胞の活性化が期待され，腫瘍崩壊症候群を発症する可能性が高い．また同時に CRS が重症化し，全身状態が急激に増悪，ICU による全身管理が必要となる場合がある．

## ▶偽増悪（pseudo-progression）

腫瘍の偽増悪も重要である．CAR-T 投与後（おおよそ 3 週間以内），CAR-T 細胞浸潤による病変の浮腫，炎症などの影響により，一時的に腫瘍が増大することがある．この段階では，原疾患の増悪とは鑑別が困難である．偽増悪による臓器障害が起こり得る場合は注意が必要である．例えば，肺病変の増大により気道が閉塞，呼吸状態が悪化した例もある．偽増悪により起こり得る症状に関してあらかじめ医療スタッフ内で情報を共有すべきである．

## まとめ

CRS, ICANS は，重症化し得る合併症であり，ICU での管理が必要となることから，過度に恐れる必要はないものの，ICU や脳神経内科との打ち合わせなど，施設として CAR-T 治療を開始する前に十分な準備を行う必要がある．その他，アナフィラキシー，腫瘍崩壊症候群，偽増悪も重要な合併症の一つであり理解する必要がある．個々の症例に対して，急性期に起こり得る合併症およびリスクを医療スタッフ内で共有することが重要である．

### 【参考文献】

1) Lee DW, Santomasso BD, Locke FL, et al. ASTCT consensus grading for cytokine release syndrome and neurologic toxicity associated with immune effector cells. *Biol Blood Marrow Transplant*. 2019; 25 (4): 625-638.
2) Yakoub-Agha I, Chabannon C, Bader P, et al. Management of adults and children undergoing chimeric antigen receptor T-cell therapy: best practice recommendations of the European Society for Blood and Marrow Transplantation (EBMT) and the Joint Accreditation Committee of ISCT and EBMT (JACIE). *Haematologica*. 2020; 105 (2): 297-316.
3) Gardner RA, Ceppi F, Rivers J, et al.Preemptive mitigation of CD19 CAR T-cell cytokine release syndrome without attenuation of antileukemic efficacy. *Blood*. 2019; 134 (24): 2149-2158.
4) Hayden PJ, Roddie C, Bader P, et al.Management of adults and children receiving CAR T-cell therapy: 2021 best practice recommendations of the European Society for Blood and Marrow Transplantation (EBMT) and the Joint Accreditation Committee of ISCT and EBMT (JACIE) and the European Haematology Association (EHA). *Ann Oncol*. 2022; 33 (3): 259-275.

〈諫田淳也〉

## 5-1 ● 投与直後から急性期の管理

# 3 CAR-T細胞療法後のICU管理

### ここがポイント

☑ 重症 CRS は稀ながらも現実に起こり得るものとして，CAR-T 細胞輸注前から ICU と情報共有を行っておくことが重要である

☑ ICU 収容後も主治医と ICU 担当医の綿密な意思疎通ができる環境を構築しておくことが必要である

　CAR-T 細胞療法は欧米をはじめ我が国でも一般臨床で使用され，主として B 細胞系腫瘍に対して優れた有効性が認められるが，同時にサイトカイン放出症候群をはじめとする独特の合併症に対応することが求められる．本稿ではサイトカイン放出症候群の重症化に対する ICU 管理につき，治療開発の背景から概説したい．

## ▶CAR-T 細胞療法の臨床応用

　T 細胞受容体の細胞内ドメインと免疫グロブリンの可変部位を結合させることで，意図した標的抗原に特異的に T 細胞を活性化させようとする研究は 1980 年代から進められていた[1]．2000 年代に入るといくつかの臨床試験が行われ，実際に難治固形がん患者を対象に CAR-T 細胞が投与されたが，合併症を認めることはあっても，臨床的に有意義な結果は得られなかった[2,3]．しかしながら，4-1BB を共刺激分子とした CD19 に対する CAR-T 細胞の開発がブレークスルーをもたらした．最初に慢性リンパ性白血病に有効であることが報告されると[4]，続いて 2 例の小児急性リンパ性白血病（ALL）再発例での完全寛解例が報告され，世界的に大きな注目を集めた[5]．この CD19 に対する CAR-T 細胞（tisagenlecleucel；チサゲンレクルユーセル）は，その後，北米において 30 例の小児・若年成人の再発 / 難治 ALL に対して治験が行われ，優れた成績が確認されるとともにサイトカイン放出症候群という特徴的な全身性の

炎症性症候群が，特に腫瘍量の多い患者で高頻度に見られることが報告された[6]. tisagenlecleucel はその後，多施設国際共同治験（ELIANA 試験）へと進み，さらにその有効性と合併症について詳細が明らかにされた[7].

## ▶ELIANA 試験における知見

ELIANA 試験は，小児／若年成人における再発または難治性の CD19 陽性の B 細胞性 ALL 患者を対象とした国際共同第 II 相試験で，75 例の患者に対して tisagenlecleucel が投与された．対象として化学療法不応の初発／再発患者や移植後再発の患者など，予後不良の患者が組み入れられたが，寛解導入率は 81% と極めて高かった．一方で，95% の症例において tisagenlecleucel の輸注に関連する有害事象が観察され，grade 3 ないし grade 4 の重症有害事象例は 73% にも上った．主な有害事象はサイトカイン放出症候群，血球減少，呼吸障害などであったが，47% の患者がサイトカイン放出症候群のマネージメントのため ICU に収容された．また，40% の患者で中枢神経系の有害事象（ICANS）を発症したが，grade 4 に至った症例はなく，成人における CAR-T 細胞療法で問題となった致死的脳浮腫を合併した症例はなかった．ELIANA 試験においてはサイトカイン放出症候群の治療アルゴリズムは **表1** のように定められていたが，試験実施中は，抗サイトカイン治療であるトシリズマブ投与が抑制的に行われていたことや，もとより腫瘍量の多い患者が多く含まれていたことが，高い有害事象発症率に関連したと考えられる．ELIANA 試験では tisagenlecleucel の投与を受けた 75 例の患者のうち，19 例の死亡が報告されたが，原病の進行や感染，出血が主たる原因であり，サイトカイン放出症候群や中枢神経系の有害事象が直接の死因となった症例はなかったことは成人 ALL に対する他の CAR-T 細胞の試験とは対照的であった[8].

## ▶Tisagenlecleucel の市販後の評価

Tisagenlecleucel は商品名 Kymriah（キムリア®）として 2018 年に FDA で承認を受け，認可を受けた施設で使用が開始された．2 年後の 2020 年には tisagenlecleucel の実臨床でのデータが報告された[9]. 73 施設 511 例の大規模なコホートで，うち小児・若年成人の急性リンパ性白血病に関しては 255 例のデータが解析された．寛解達成率は 85.5% と ELIANA 試験と同等であったが，サイトカイン放出症候群と神経毒性の発症頻度はそれぞれ，55%, 27% と ELI-

**表1** CRS が発現した際の管理アルゴリズムの概略

| CRS 重症度 | 対症療法 | トシリズマブ*,** | 副腎皮質ステロイド |
|---|---|---|---|
| 対症療法のみを要する軽度の全身症状:<br>微熱,疲労,食欲不振等 | 他の原因(感染等)を除外した後,解熱剤,制吐薬,鎮痛剤等で個々の症状を治療する。<br>好中球減少症が認められた場合,標準的な管理方法に従い,抗菌薬を適宜投与する。 | 投与しない | 投与しない |
| 中等度の介入を要する症状:<br>・高熱<br>・低酸素症<br>・軽度の血圧低下 | 解熱剤,酸素投与,輸液,症状に応じ低用量の昇圧剤を投与する. | 対症療法後に症状の改善が認められない場合,トシリズマブを1時間以上かけて静注する.<br>体重が30kg未満の場合:12mg/kg<br>体重が30kg以上の場合:8mg/kg(最大800mg)<br>症状の改善が認められない場合は,投与間隔を8時間以上空けて,必要に応じてトシリズマブを追加する.<br>(最大で計4回)* | トシリズマブ投与後12～18時間以内に症状の改善が認められない場合,昇圧剤及び酸素投与が不要になるまで2mg/kg/日のメチルプレドニゾロン(又は等価用量のステロイド)を連日静注し,その後漸減する.* |
| 積極的な介入を要する症状:<br>・高流量酸素投与を必要とする低酸素症<br>・高用量又は複数の昇圧剤を必要とする低血圧 | 高流量酸素投与<br>輸液及び高用量の昇圧剤<br>標準的な管理方法に従い,臓器障害を治療する. | | |
| 生命を脅かす症状:<br>・輸液と昇圧剤投与を行っても改善しない不安定な循環動態<br>・呼吸状態の悪化<br>・急激な症状の悪化 | 人工呼吸器<br>輸液及び高用量の昇圧剤<br>標準的な管理方法に従い,臓器障害を治療する. | | |

*トシリズマブ及びステロイド投与後に改善が認められない場合は,他の抗サイトカイン療法及び抗T細胞療法を検討する.

**トシリズマブの投与にあたっては,トシリズマブ添付文書,適正ガイド,製造販売業者が提供する最新の CRS 管理アルゴリズム等を熟読すること.

〔厚生労働省 最適使用推進ガイドライン チサゲンレクルユーセル(販売名: キムリア点滴静注)
～B 細胞性急性リンパ芽球性白血病,びまん性大細胞型 B 細胞リンパ腫及び濾胞性リンパ腫～〕

ANA 試験よりも低く,grade 3 ～ 4 に至ってはそれぞれ 16.1%,9% と大幅に減少していた.当時,サイトカイン放出症候群は CAR-T 細胞の増幅に起因していると考えられたことから,同症候群の発症が治療効果を得るために必要であるとの意見もみられたが,その関連性は否定的となった.現在では,サイトカイン放出症候群は急激な CAR-T 細胞の増殖をもたらす高腫瘍量と関連し,治療効果との直接の関連はみられないことが明らかになっている.さらに,非寛解期など,腫瘍量が多い状態での tisagenlecleucel 輸注がその後の再発と関連することがわかっている.実臨床ではできるだけ寛解期に tisagenlecleucel を輸注することを目指して,治療が行われていることが,重症サイトカイン放出

症候群の発症減少に寄与していると思われる．事実，ELIANA 試験では登録時の適格基準として骨髄中の芽球が 5% 以上となっていたため，腫瘍量が多い患者がリクルートされており，高い重症サイトカイン放出症候群の発症率につながったと考えられる．また，ELIANA 試験当時，サイトカイン放出症候群の治療薬とされたトシリズマブが tisagenlecleucel の有効性に影響を及ぼす危険性につき懸念がもたれていたため，輸注後に発熱がみられても，しばらく経過を観察して症状の遷延や増悪がある場合にトシリズマブ投与が行われていた．現在，トシリズマブの早期投与により tisagenlecleucel の効果が減弱するというエビデンスは乏しく，サイトカイン放出症候群への治療が抑制的に行われたことが，ELIANA 試験における高い有害事象発症に寄与したもう一つの理由と想像される．

## ▶CAR-T 細胞療法の主たる合併症である CRS

### (1) CRS の基準

　サイトカイン放出症候群はもともと抗体薬投与などの際に惹起される全身性の炎症反応を指し，そのグレーディングには CTCAE が用いられてきたが．CAR-T 細胞療法時にサイトカイン放出症候群は特徴的な経過をたどることから，研究グループごとに独自のグレーディングシステムが用いられ，グループ間での比較検討が難しいという状況があった．米国でキムリアが FDA 承認を

**表2** ASTCT CRS Consensus Grading

| CRS Parameter | Grade 1 | Grade 2 | Grade 3 | Grade 4 |
|---|---|---|---|---|
| Fever | Temperature ≥ 38°C | Temperature ≥ 38°C | Temperature ≥ 38°C | Temperature ≥ 38°C |
| | | | With | |
| Hypotension | None | Not requiring vasopressors | Requiring a vaso-pressor with or without vasopressin | Requiring multiple vasopressors (excluding vaso-pressin) |
| | | | And/or | |
| Hypoxia | None | Requiring low-flow nasal cannula or blow-by | Requiring high-flow nasal cannula, facemask, nonre-breather mask, or Venturi mask | Requiring positive pressure (eg, CPAP, BiPAP, intubation and mechanical ventilation) |

(Lee DW, et al. Biol Blood Marrow Transplant. 2019; 25 (4): 625-638 [10])

**表3** サイトカイン放出症候群の管理アルゴリズム

B-ALL　B2202 試験[a]

**投与前の処置**
アセトアミノフェン / パラセタモールとジフェンヒドラミン /H1 抗ヒスタミン
必要に応じて腫瘍崩壊症候群による合併症の予防

**本品の投与**
- 前駆症状: 微熱，疲労，食欲不振 (数時間から数日)
- 経過観察，感染症の可能性を除外する (培養検査)
- 各地域のガイドラインに従った抗生物質投与 (発熱性好中球減少症)
- 対症療法

- 症状の進行: 高熱，低酸素症，中等度の低血圧
- 第一選択の治療:
  - 酸素投与，補液，低用量の昇圧剤，解熱剤
  - 腫瘍崩壊症候群による合併症のモニタリングと管理

- 症状のさらなる進行: 以下のいずれかを認める
  輸液と中用量から高用量の昇圧剤の投与にもかかわらず血行動態不安定
  肺水腫を含む呼吸窮迫の悪化，高流量酸素及び / 又は人工呼吸器を必要とするような酸素要求量の増加
  急速な臨床的悪化
- 第二選択の治療:
  - トシリズマブを 1 時間かけて点滴静注
    患者の体重が 30kg 未満の場合: 12mg/kg を静注
    患者の体重が 30kg 以上の場合: 8mg/kg を静注 (最大用量 800mg)
  - 血行動態と呼吸の支持

受けたことをきっかけに，各グループの合議のもと consensus grade が設定され，現在ではこれが広く用いられている　**表2** [10]．同 Grading system では発熱をベースに，低血圧と低酸素血症の重症度を必要とする医療レベルからグレードを決定する臨床に即したシステムとなっており，grade 2 以上で治療介入が検討されることが多い．

## (2) CRS のマネージメント

　市販品キムリアの適正使用ガイドには別添としてサイトカイン放出症候群管理アルゴリズムが示されている　**表3** ．前述の厚生労働省の最適使用推進ガイドラインを踏襲したものとなっており本質的な違いはないが，最適使用推進ガイドラインのほうが臨床的変化の時系列に沿った，より実践的な記載となっている．一般的にサイトカイン放出症候群は発熱から始まり，重症化していく場合は数日の経過で血圧低下，もしくは酸素飽和度の低下，もしくはその両方を合併していく．最適使用推進ガイドライン　**表1** のアルゴリズムによれば発熱の期間中は解熱剤，抗菌薬の経験的治療を開始して慎重に経過をみるが，

**3**
CAR-T細胞療法後のICU管理

**表3** つづき

- トシリズマブの効果を待っている間に臨床的改善が見られない場合
- 第三選択の治療:
  - 臨床的悪化を引き起こしている他の原因 (敗血症, 副腎機能不全等) を検討する.
  - 1 回目のトシリズマブの投与から 12〜18 時間以内に改善が見られない場合は, ステロイドの使用を検討する (血行動態の正常化後は, 速やかに漸減すること).
    メチルプレドニゾロン 2mg/kg から開始し, 次いで 2mg/kg/ 日を投与する. ステロイドを急速に漸減している間は, 副腎機能不全の有無及びヒドロコルチゾン補充の必要性を確認すること.
  - 血行動態と呼吸の支持

- 第三選択の治療に対する効果を待っている間に臨床的改善が見られない場合
- 第四選択の治療:
  - 24 時間以内にステロイドによる効果が見られない場合は, 2 回目のトシリズマブの投与を検討する (第二選択の治療時の用量).
  - 血行動態と呼吸の支持

- 第四選択の治療に対する効果を待っている間に臨床的改善が見られない場合
- 第五選択の治療:
  - 臨床的悪化を引き起こしている他の原因 (敗血症, 副腎機能不全等) を検討する.
  - 24 時間以内にステロイド及び 2 回目のトシリズマブの投与による効果が見られない場合又は臨床症状が悪化した場合は, 3 回目のトシリズマブの投与を検討する (第二選択の治療時の用量).
  - 血行動態と呼吸の支持

- 第五選択の治療に対する効果を待っている間に臨床的改善が見られない場合
- 第六選択の治療:
  - 臨床的悪化を引き起こしている他の原因 (敗血症, 副腎機能不全等) を検討する.
  - 前治療を行っても CRS が継続する場合には, シクロホスファミド, 抗胸腺細胞グロブリン又はアレムツズマブ等の抗 T 細胞療法[b] を検討する.
  - 血行動態と呼吸の支持

a) 日本のみ適用のアルゴリズム
b) いずれの薬剤も本邦においてサイトカイン放出症候群に対する保険適応を有していません.
(適正使用ガイド キムリア®点滴静注, ノバルティス ファーマ)

　　血圧低下や低酸素血症が併発すれば, トシリズマブの投与を開始する. トシリズマブ投与後, 12 〜 18 時間で症状の改善が見られない場合は mPSL の投与を併せて開始する. トシリズマブは 8 時間以上の間隔をおきつつ, 最大 4 回まで保険での使用が認められている. 当科では, トシリズマブの投与後, 半日の経過で改善に乏しければトシリズマブの再投与か, もしくは mPSL 投与を開始している. その後, 改善がみられるまで, 1 日 2 回の mPSL の投与と, トシリズマブを計 4 回となるまで継続し, 解熱がみられれば mPSL を速やかに減量中止としている. キムリアの市販が開始されて以降, この方法でコントロールに難渋する重症サイトカイン放出症候群を経験することはほぼ皆無であったが, 多くの症例において腫瘍のコントロールを得てからキムリア投与が可能になったことが最大の理由であると考えている. しかしながら, 現在においても重症

のサイトカイン放出症候群に遭遇する可能性はなくなってはおらず，その対応を知っておくことは重要である．次に我々が治験で経験した例をもとに，重症サイトカイン放出症候群のため ICU 管理を必要とした症例を共有したい．

## ▶ICU 管理に対する準備

京大病院においては ELIANA 試験で多数の重症サイトカイン放出症候群を経験したことから，CAR-T 細胞輸注後，発熱が見られた段階で可及的速やかに ICU に入室するというルールを適応していた．その後の経験の蓄積と，輸注前の病勢コントロールを得ることに力を入れてきた結果，重症サイトカイン放出症候群の発症頻度が低下し，全症例において ICU ベッドを用意したり，発熱後すぐに ICU へ収容する必要性が薄らいできた．現在では，CAR-T 細胞投与後に発熱に加え，血圧低下や酸素飽和度低下が見られた際に，ICU に収容すると変更している．一般的にサイトカイン放出症候群が時間単位で悪化していくことは少ないと考えられるが，ICU 収容を想定して，CAR-T 細胞療法のタイムスケジュール，予想される合併症の発症リスクなど，早期から ICU スタッフと共有しておくことは極めて重要である．また，ICU 収容後も主治医と ICU 担当医の綿密な意思疎通ができる環境の構築が必要である．

## ▶重症 CRS の経過とマネージメントの実際

ELIANA 試験において経験した重症サイトカイン放出症候群の一例を 図1 に示した．症例は初発時 8 歳の B 細胞性急性リンパ性白血病の女児で特にリスク因子を持たず，標準リスク群として治療が開始された．初期治療に対する反応性は良好であったが維持療法中に骨髄再発をきたした．再寛解導入療法にて一旦寛解に入るも，すぐに再発し治療抵抗性となったため ELIANA 試験に参加した．CAR-T 細胞輸注前の骨髄検査では白血病細胞は 98% と full blast の状態であった．末梢血中に blast が存在する状況であったがアフェレーシスで十分量のリンパ球が採取され，化学療法により芽球のコントロールが得られた．輸注前のリンパ球除去化学療法で腫瘍崩壊によると思われる発熱を経験したが，全身状態の悪化等はなく，予定通り tisagenlecleucel が投与された．投与の翌朝から 40 度の発熱がみられ，ICU 収容としたが，血圧や呼吸状態には問題がなかったため，解熱剤投与で経過観察とした．以後，血圧，呼吸状態に問題はなかったものの最高 40 ～ 41 度の高熱が持続した．投与 5 日目からは

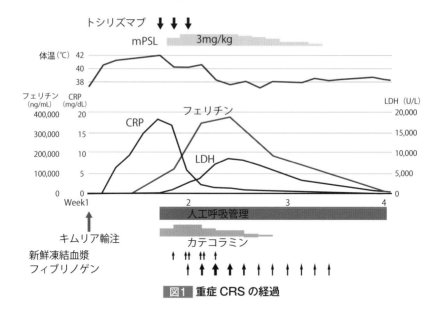

**図1** 重症 CRS の経過

軽度の低酸素血症がみられ，マスクによる酸素投与を要したことから，トシリズマブ投与を開始した．12 時間後，状態の改善が全く見られないことから mPSL の投与を開始したが，低酸素血症が進行し，人工呼吸管理を開始した．さらに 12 時間後も状態の改善が見られないことから 1 日 1 回トシリズマブの投与，mPSL 2（〜 3）mg/kg/day 分 2 の投与を継続した．血圧の低下に対し，カテコラミンの投与を行い，尿量低下，Cre 上昇に対しては輸液療法，利尿剤の投与を行い，同時に腎臓内科と情報共有を行って血液浄化の準備をしながら慎重に経過を観察した．輸注後 10 日頃よりようやく高熱は改善し，mPSL は漸減することができたが，呼吸状態の改善に乏しく，人工呼吸管理を継続した．また，サイトカイン放出症候群の発症後徐々に fibrinogen の低下がみられていたが，解熱傾向となってからむしろ FFP，さらにはフィブリノゲン製剤の頻回の投与が必要となった．その後，ゆっくりと呼吸循環状態が回復し，カテコラミンの漸減中止，人工呼吸管理からの離脱が可能となり，輸注後 25 日に一般病床に戻ることができた．現在であれば，高熱が 3 日続いた時点で，呼吸循環動態に問題がなくてもトシリズマブの投与を開始しているが，full blast の状態であったため同様の経過をたどった可能性は否定できない．ICU 管理の要点としては

①早期からの情報共有により必要時速やかに ICU に収容し，ICU 医師とと

もに全身管理を行う.

②サイトカイン放出症候群が疑われれば,抗菌薬の経験的治療を行いつつ,アルゴリズムに従って躊躇なくトシリズマブやステロイドを投与する.

③少なくとも朝,夕1日2回全身状態を評価し,血液ガス,電解質,輸血の必要性等につき検討して綿密な輸液管理,呼吸循環管理等の支持療法を行う.

④サイトカイン放出症候群に加え,腫瘍崩壊の合併等で,高度の腎機能障害をきたすことがあるため,腎不全の徴候に注意を払い,人工透析導入の時期を逸しないよう心がける.

⑤サイトカイン放出症候群がピークを過ぎてから,凝固障害が顕在化することが多く,特に重度の低フィブリノーゲン血症を合併しやすいため,適宜補充を行う.

## おわりに

　Tisagenlecleucel の臨床応用に続き,新たな CAR-T 細胞が市場に投入され,合併症マネージメントの経験も蓄積されてきた.しかしながら,治験の際にみられたような重症サイトカイン放出症候群は稀ながらも現実に起こり得るものとして,絶えず準備が必要である.体内における CAR-T 細胞の十分な増幅と維持は有効性に関連していることが知られており,副作用を軽減しつつ効果の最適化を目指した知見の集積が期待される.

【参考文献】

1) Gross G, Waks T, Eshhar Z. Expression of immunoglobulin-T-cell receptor chimeric molecules as functional receptors with antibody-type specificity. *Proc Natl Acad Sci U S A*. 1989; 86 (24): 10024-10028.

2) Lamers CHJ, Sleijfer S, Vulto AG, et al. Treatment of metastatic renal cell carcinoma with autologous T-lymphocytes genetically retargeted against carbonic anhydrase IX: first clinical experience. *J Clin Oncol*. 2006; 24 (13): e20-2.

3) Kershaw MH, Westwood JA, Parker LL, et al. A phase I study on adoptive immuno-therapy using gene-modified T cells for ovarian cancer. *Clin Cancer Res*. 2006; 12 (20): 6106-6115.

4) Porter DL, Levine BL, Kalos M, et al. Chimeric antigen receptor-modified T cells in chronic lymphoid leukemia. *N Engl J Med*. 2011; 365 (8): 725-733.

5) Grupp SA, Kalos M, Barrett D, et al. Chimeric antigen receptor-modified T cells for acute lymphoid leukemia. *N Engl J Med*. 2013; 368 (16): 1509-1518.

6) Maude SL, Frey N, Shaw PA, et al. Chimeric antigen receptor T cells for sustained re-missions in leukemia. *N Engl J Med*. 2014; 371 (16): 1507-1517.

7) Maude SL, Laetsch TW, Buechner J, et al. Tisagenlecleucel in children and young

**3**
**CAR-T細胞療法後のICU管理**

adults with B-cell lymphoblastic leukemia. *N Engl J Med*. 2018; 378 (5): 439-448.

8) Mark J, Gilbert MD. Severe neurotoxicity in the phase 2 trial of JCAR015 in adult B-ALL: analysis of patient, protocol and product attributes. SITC 2017. 2017.

9) Pasquini MC, Hu Z-H, Curran K, et al. Real-world evidence of tisagenlecleucel for pediatric acute lymphoblastic leukemia and non-Hodgkin lymphoma. *Blood Advances*. 2020; 4 (21): 5414-5424.

10) Lee DW, Santomasso BD, Locke FL, et al. ASTCT Consensus grading for cytokine release syndrome and neurologic toxicity associated with immune effector cells. *Biol Blood Marrow Transplant*. 2019; 25 (4): 625-638.

〈平松英文〉

## 5-1 ●投与直後から急性期の管理

Column < **CAR-T療法後の重症化と
集中治療**

　CAR-T 療法は画期的な治療法ではあるが，輸注後に引き起こされる過剰な免疫の活性化によりサイトカイン放出症候群（cytokine release syndrome, CRS）と免疫エフェクター細胞関連神経毒性症候群（immune effector cell-associated neurotoxicity syndrome, ICANS）が生じうる．CRS は発熱，低血圧，低酸素血症および多臓器毒性を合併し，重症例では集中治療による全身管理を必要とする．ICANS はミオクローヌスやけいれん発作を合併し，意識と呼吸状態の集中的なモニタリングと抗けいれん薬投与が必要である．重症 ICANS を生じた際には，人工呼吸管理を含む集中治療を必要とする．

　CAR-T 療法を受けた患者の 10 〜 30％は重度臓器機能障害を伴い，輸液療法，昇圧薬投与，人工呼吸管理，腎代替療法を含む集中治療管理を必要とする．重度の CRS あるいは ICANS が生じたとしても，適切な集中治療が実施されれば比較的予後良好であることが知られている[1]．したがって，安全な CAR-T 療法には集中治療は必須といえる．本稿では，CAR-T 療法後に生じる重症化患者に対する集中治療について述べる．

## ICU への入室基準

　現在 CRS と ICANS の重症度評価において，The American Society for Transplantation and Cellular Therapy（ASTCT）による grade 分類を評価に用いることが多い．重症 CRS（grade ≧ 3）では低血圧に対する昇圧薬投与，低酸素血症に対する酸素投与や人工呼吸管理を必要とする．重症 ICANS（grade ≧ 3）ではけいれん発作に対する抗てんかん薬を必要とし，時に人工呼吸管理を必要とする．したがって，これらの重症 CRS あるいは重症 ICANS では，集中治療管理を行うため，ICU 入室が必須となる可能性が高い．

　米国の 11 施設を対象とした調査（CAR-ICU initiative）では，73％（7/11 施設）がより軽症な CRS grade 1-2 が発症した時点で，患者を ICU に入室させて厳重なモニタリング下においていた[2]．ICANS においても同様に，82％（9/11 施設）が ICANS grade 2 の時点で，患者を ICU に入室させていた．当院も

CRS, ICANS ともにより軽症な grade 1-2 を ICU 入室基準としているが，実際には集中治療を必要とせず，経過観察のみの症例もあり，適切な ICU 入室時期やその評価方法に関しては，さらなる検討が必要であると考えられる．

## ICU での治療

CRS に合併する低血圧またはショックの多くは輸液療法のみで治療可能であるが，ショック患者の 20%では，昇圧薬の投与を必要とする．CAR-ICU initiative に参加したすべての施設では，ショックに対する昇圧薬の第一選択薬としてノルエピネフリンを使用しており，第二選択薬としてバソプレシンを使用していた．また，低酸素血症を発症した患者の中で人工呼吸を必要とするのは 7 ～ 13%程度であり，73%（8/11 施設）は挿管前に NPPV を試みていた[2]．

過剰な炎症反応を制御するために CRS であればトシリズマブ（IL-6 受容体阻害薬），ICANS であればステロイドの投与が考慮される．しかし，これらの薬剤投与は CAR-T 細胞の活性を損なう可能性があり，その投与を考慮する際には，小児科医あるいは血液内科医と十分に協議しなければならない．今後臨床研究において，これらの最適な投与タイミングや投与量が明らかになることが期待される[1]．

CRS や ICANS における発熱，血圧低下，意識障害といった臨床症状は，敗血症とも重複するため，その鑑別には，各種培養結果や感染特有の発赤や膿性痰などを利用する．また，CRS や ICANS の治療としてトシリズマブを投与した場合，発熱等の感染徴候を覆い隠す可能性があり，CRS や ICANS の治療後に再度全身状態が悪化した場合は感染症の併発を疑う必要がある[1]．高 K 血症などの電解質異常や代謝性アシドーシスを認めた場合は，腫瘍崩壊を合併している可能性もあり，その際には腎代替療法を考慮する必要もある．

## 患者を安全に管理するための取り組み

CAR-T 療法後の重症化に対応するために，軽度の CRS あるいは ICANS を発症した時点で ICU 入室を考慮することもあるが[1]，医療資源は無限でなく ICU 病床の確保が難しいこともある．当院では，小児科医や血液内科医と CAR-T 療法の治療スケジュールを共有し，患者情報や輸注後の経過を密に連絡しあう体制を整えた．この情報共有により，ICU 病床の確保が難しいことが治療開始の妨げにならないように努めた．また，grade 1 の CRS が生じた時点で集中治療医に電話連絡し，CAR-T 療法後の重症化した患者を遅延なく ICU に入室させる体制を構築している．

　各施設で医療設備や人員配置が異なるため目指すべき医療提供体制はそれぞれ異なるが，CAR-T療法を行う際には，重症化への備えは必要であり，集中治療はCAR-T療法患者を安全に管理するために欠かすことができない．集中治療医と小児科医あるいは血液内科医が密な連携を取りつつ，CAR-T療法後の病態を理解し，対応することが求められる．

**【参考文献】**

1）Shimabukuro-Vornhagen A, Boll B, Schellongowski P, et al. Critical care management of chimeric antigen receptor T-cell therapy recipients. *CA Cancer J Clin*. 2022; 72: 78-93.
2）Cristina G, Anne RB, Megan MH, et al. The chimeric antigen receptor-intensive care unit（CAR-ICU）initiative: surveying intensive care unit practices in the management of CAR T-cell associated toxicities. *J Crit Care*. 2020; 58: 58-64.

〈甲斐慎一〉

コラム ● CAR-T療法後の重症化と集中治療

## 5-2 ●投与後中長期の対応

# 1 〈 治療効果判定と後治療

### ここがポイント

☑ CAR-T 療法後の治療失敗 (再発または進行 / 増悪) は予後が悪い

☑ CAR-T 療法後は適切なタイミングで疾患の状態をフォローアップし, 後治療が必要かを判断する

☑ 患者の状態により, CAR-T 細胞を温存できる可能性のある治療を選択する

## ▶大細胞型 B 細胞リンパ腫における CAR-T 療法後の治療効果判定と後治療

### (1) 治療効果判定

　LBCL に対するサードライン以降の CD19 CAR-T 療法の主要な臨床試験における 2 年無増悪生存率はおよそ 30 ～ 40% と報告されている. すなわち, 60 ～ 70% で治療失敗 (再発または進行 / 増悪) が起こる. CAR-T 療法が治療失敗となった患者の OS 中央値は 5.2 か月と予後不良である. 治療失敗は CAR-T 療法後 3 ～ 6 か月が多く, 治療失敗の 65.5 ～ 83% は 3 か月以内であったとされている. CAR-T 療法後は早期から適切なタイミングで治療効果を判定し, 適切な後治療につなげていく必要がある.

　非ホジキンリンパ腫の治療効果判定には, Lugano 分類 (Cheson, 2014) が用いられる. Lugano 分類では, PET-CT でのブドウ糖代謝に基づく判定基準 (代謝的治療効果) と CT での腫瘍径に基づく判定基準 (放射線学的治療効果) の両方が定義されているが 表1 , PET-CT での評価が推奨されている. PET-CT による評価の際は Deauville の 5 ポイントスケール (5PS) を用いる 表2 . 治療効果判定を正確に行うため, 治療前ベースラインの評価も PET-CT で行っておく. CAR-T 療法では, 適応決定から実際の投与まで間隔があき, 場合によってはブリッジング療法が施行されるが, CAR-T 療法の治療効果を純粋に評価するため, ベースラインの PET-CT は CAR-T 療法の直前に施行す

**表1** 非ホジキンリンパ腫の Lugano 治療効果判定規準

PET は造影 CT と併用すべきであり，同時または別々に施行すればよい.

(NCCN Guidelines Version 4.2023. p.132-134)

| 治療効果 | 部位 | PET-CT（代謝的治療効果） | CT（放射線学的治療効果）[d] |
|---|---|---|---|
| 完全奏効 | リンパ節および節外病変 | 5 段階評価（5-PS）でスコア 1, 2, 3 点[a]（残存腫瘤の有無は問わない）[b,c] | 以下のすべてを満たす：標的病変の最長径（LDi）が 1.5cm 以下まで縮小節外病変を認めない |
| | 非標的病変 | 該当なし | なし |
| | 臓器腫大 | 該当なし | 正常まで縮小 |
| | 新病変 | なし | なし |
| | 骨髄浸潤 | 骨髄に FDG 集積病変なし | 形態学的に正常；判定困難時は，フローサイトメトリーもしくは免疫組織染色で陰性 |
| 部分奏効 | リンパ節および節外病変 | スコア 4, 5 点[b]かつ治療前と比較して集積が減弱．新規の進行性病変を認めない．治療途中において，これらの所見は奏効を示唆する．治療終了時において，これらの所見は残存病変を示す可能性がある | 以下のすべてを満たす：標的病変（測定可能病変のうち最大 6 個）の SPD 縮小割合が 50％以上 CT で測定するには病変が小さすぎる場合は，5mm×5mm をデフォルト値とする．病変消失の場合は，0×0mm 5mm×5mm を超えるが正常より小さいリンパ節には，実測値を用いて計算する |
| | 非標的病変 | 該当なし | なし／正常，退縮，ただし増加なし |
| | 臓器腫大 | 該当なし | 脾臓の長径は正常を超えているが，50％を超える縮小を認めた場合 |
| | 新病変 | なし | なし |
| | 骨髄浸潤 | 正常骨髄と比較すると高集積が残存しているが，治療前と比較すると減弱している（化学療法後の反応性変化に相当するびまん性集積は許容）．節性病変は奏効しているが骨髄に限局性集積が残存する場合は，骨髄生検または一定期間をおいた PET 再評価を考慮する． | 該当なし |

ることが望ましい.

　CAR-T 療法後の画像評価のタイミングに決まったものはないが，ZUMA-1 試験（axi-cel）では輸注 4 週後に PET-CT，JULIET 試験（tisa-cel）では輸注 1 か月後に CT，3 か月後に PET-CT の施行が規定されていた.

　いくつかのグループにより，輸注後 1 か月時点の PET-CT 評価が予後とよく相関することが報告されている[1]．Kuhnl らは，1 か月時点の 5PS スコアが

**表1** 非ホジキンリンパ腫の Lugano 治療効果判定規準（つづき）

| 治療効果 | 部位 | PET-CT（代謝的治療効果） | CT（放射線学的治療効果）[d] |
|---|---|---|---|
| 反応なしまたは安定 | 標的病変 | スコア4，5点[b]，かつ治療途中または治療終了時のFDG集積に治療前からの顕著な変化を認めない．新病変および進行性病変なし | 標的病変（測定可能病変のうち最大6個）の治療前からの縮小割合が50%未満で，進行の規準に該当しない |
| | 非標的病変 | 該当なし | 進行と一致する増加を認めない |
| | 臓器腫大 | 該当なし | 進行と一致する増加を認めない |
| | 新病変 | なし | なし |
| | 骨髄浸潤 | 治療前から変化なし | 該当なし |
| 進行 | 個々の標的病変節外病変 | スコア4，5点[b]かつFDG集積が治療前から増強 かつ/または 治療途中または治療終了時に，リンパ腫に一致する新たなFDG異常集積を認める[e] | 以下のうち少なくとも1項目を満たすPPD増大：1つ以上の節性病変で以下の異常を認める：LDi>1.5cm，かつPPDが最低値から50%以上の増大，かつLDiまたはSDiが最低値から増大 病変（≦2cm）では0.5cm 病変（>2cm）では1.0cm 脾腫を治療前に認める場合は，正常脾臓に比した治療前の増大幅の50%を超える増加を示す．新たに脾腫を認める場合は，治療前から2cm以上の増大新たな脾腫，または脾腫の再発 |
| | 非標的病変 | なし | 新たな非標的病変，または非標的病変の明らかな増大 |
| | 新病変 | リンパ腫に一致し，他の病因（感染，炎症など）を否定できる新たなFDG異常集積を認める．新病変が病因不明の場合は，生検または一定期間をおいたPET再評価を考慮する[e] | 消失した病変の再増大 1.5cmを超える新たな節性病変（方向問わず）1.0cmを超える新たな節外性病変（方向問わず）．1.0cm未満の場合は，その存在が明らかかつリンパ腫病変と判断できなければならない．リンパ腫病変と明確に判断できる評価可能病変（大きさは問わない） |
| | 骨髄浸潤 | 新たなFDG異常集積，またはFDG異常集積の再発 | 新たな骨髄浸潤，または陰性化していた骨髄浸潤の陽性化 |

1-2, 3-4, 5 であれば，6 か月までに PD となる割合が，それぞれ 10%, 32〜46%, 100% であったと報告している．Galtier らは，CAR-T 療法後は組織の炎症によりベースラインの FDG 集積が高くなるため，Lugano 分類とは異なるカットオフを用いることを提唱している．Lugano 分類では 5PS スコアの 1〜3 を CR と定義しているが，彼らの解析ではスコア 4 でもスコア 1〜3 と同様に良好な治療成績であった．その他，1 か月時点の SUVmax が 14 以上，1 か月時点の ΔSUVmax（CAR-T 適応決定時の PET-CT と比較した SUVmax の減少

**表1** 非ホジキンリンパ腫の Lugano 治療効果判定規準（つづき）

脚注
a スコア3点は，多くの患者で標準治療による予後が良好であることを示す（特に治療途中評価）．しかしながら PET を用いた治療強度の減弱を検討する臨床試験では，スコア3点は効果不十分と判断するのが望ましい（過少治療を回避するため）．
b PET 判定基準；5 段階評価（5-PS）を参照．
c Waldeyer 輪節外部位における生理的集積の増強や，脾臓または骨髄内活性化は（例えば，化学療法/G-CSF に伴う），正常な縦隔や肝臓よりも集積が強くなることがある．正常組織が高い生理的集積を認める部位では，治療前に認められた病変の集積が周囲の正常組織より高くなければ CMR と推測される．
d FDG 集積のあるリンパ腫では，PET-CT による治療効果判定をするべきである．一般的に CT 単独でフォローアップ可能な疾患は，CLL/SLL と辺縁帯リンパ腫である．
e PET では，感染または炎症による偽陽性が観察される．治療終了時に新規または残存病変の有無を確認するには，病変部位の生検がゴールドスタンダードである．

SPD：複数の病変における長径とそれに直交する径の二方向積和
LDi：病変の最長径
SDi：LDi に直交する最短軸
PPD：LDi とそれに直交する径の積和

標的病変：測定可能病変（2 方向の径を明確に測定できる）のうち，大きい順に選択した最大6つの節性病変および節外性病変．節性病変は異なる領域から選択するのが望ましく，可能であれば縦隔および後腹膜領域を含めるべきである．節外性病変は，肝臓，脾臓，腎臓，肺などの固形臓器の病変，消化管病変，触診で認められる皮膚病変などが含まれる．
非標的病変：標的病変に選択されなかった測定可能病変および評価可能病変のすべてを非標的病変とみなす．このカテゴリーには，節性病変・節外性病変のうち標的病変に選択されなかった測定可能病変と，測定不能だが異常と判断される病変が含まれる．評価可能病変とは，画像検査の計測による定量的なフォローアップが困難な病変（胸腹水，骨病変，髄膜病変，腹部腫瘤，その他の画像による診断およびフォローアップが困難な病変を含む）であり，このカテゴリーに含まれる．

(Cheson B, Fisher R, Barrington S, et al. Recommendations for initial evaluation, staging and response assessment of Hodgkin and non-Hodgkin lymphoma: the Lugano classification. J Clin Oncol. 2014; 32: 3059-3068)

**表2** Deauville の5ポイントスケール
(NCCN Guidelines Version 4.2023. p.134)

PET 判定基準；5 段階評価（5-PS）
1 背景値を超える集積を認めない
2 縦隔と同等以下の集積を認める
3 縦隔よりは高いが肝臓と同等以下の集積を認める
4 肝臓と比較して中程度に高い集積を認める
5 肝臓より顕著に高い集積を認める，かつ/または新病変
X リンパ腫と関連が低い新たな集積を認める

(Cheson B, Fisher R, Barrington S, et al. Recommendations for initial evaluation, staging and response assessment of Hodgkin and non-Hodgkin lymphoma: the Lugano classification. J Clin Oncol. 2014; 32: 3059-3068)

1 治療効果判定と後治療

率）が 66%以下であると予後が悪いと報告されている.

　CR 到達後の LBCL 患者において，画像検査のフォローアップの頻度，期間に関するエビデンスは存在しない．LBCL の再発は，8 割以上が臨床症状の出現により発見される．定期的な画像検査のフォローアップで症状発現前に再発が発見される場合もあるが，早期発見が予後改善につながるかは明確ではない．ガイドラインでは，定期的な画像検査は，コストを含めた患者利益を十分に検討した上で行うことが望ましいとされている．

　当院では，CAR-T 輸注後 3 〜 4 週間で退院となる患者が多いことから，退院前に輸注後 1 か月時点の PET-CT を行い，その後，輸注後 3 か月，6 か月に PET-CT のフォローアップを行っていることが多い．CR 到達患者の 6 か月以降のフォローアップは患者ごとに再発リスクを考慮して行っている．CR 到達患者であっても CAR-T 療法後の PFS がプラトーになるのは 12 〜 24 か月以降であることから，12 〜 24 か月までは慎重にフォローする．患者が紹介元でフォローされている場合は，紹介元に検査の施行を依頼する．治療失敗を疑う臨床症状や LDH・sIL-2R 値の上昇などがあれば，適宜速やかに画像検査を施行する．

## （2）CAR-T 療法後の治療失敗に対する後治療

　CAR-T 療法が治療失敗となった場合の後治療は確立されておらず，個別の状況に応じてさまざまな治療が行われている[2]．CAR-T 療法そのものが後期の治療ラインの治療であるため，CAR-T 療法後の治療失敗には，治療選択肢があまり残されていないことが多い．既存の治療で特に有効なものはないため，可能であれば新規薬剤の臨床試験への参加を検討する．

　CAR-T 療法後，特に早期は体内に CAR-T 細胞が残存している可能性が高い．殺細胞性抗がん剤による化学療法は CAR-T 細胞を除去してしまう．CAR-T 細胞を温存できる可能性のある治療としては，抗体薬（免疫チェックポイント阻害薬，二重特異性抗体を含む），分子標的薬（レナリドミドなど），放射線療法が考えられる．

　どの治療を選択するかは患者の状態による．病変が限局し，放射線照射が可能な場合，CAR-T 細胞を温存しつつ，abscopal 効果も期待して放射線療法が選択されることもある．全身療法を選択する際，CAR-T 細胞を温存するために殺細胞性抗がん剤を避けるか，避けないかの判断は，CAR-T 療法後の時期，奏効状態，腫瘍量，増大のスピードなどを考慮する．CAR-T 療法の効果がほとんどなく，高腫瘍量で増大のスピードが速ければ，殺細胞性抗がん剤が必要になることが多い．治療失敗時の生検で腫瘍細胞の CD19 喪失が確認されれば，

CAR-T 細胞を温存する必要はなくなる. CAR-T 細胞の残存や活性化 / 疲弊状態などの評価に基づく治療選択は今のところ確立されていない.

　抗体薬は, リツキシマブ (CD20 抗体), ポラツズマブベドチン (CD79b 抗体) が日本で承認されている. ポラツズマブベドチンは, ベンダムスチン, リツキシマブと組み合わせた Pola-BR 療法が再発・難治例に用いられるが, ベンダムスチンは CAR-T 細胞を除去してしまうため, CAR-T 細胞を温存したい場合は, ベンダムスチン抜きの Pola-R 療法を施行する.

　免疫チェックポイント阻害薬 (ニボルマブ, ペンブロリズマブなど) は, CAR-T 療法失敗の原因が CAR-T 細胞の疲弊である場合に有効であると考えられる. しかし, 米国の報告では, CAR-T 療法失敗例に対する免疫チェックポイント阻害薬の ORR は 19%, PFS および OS の中央値はそれぞれ 55 日, 159 日と報告されており, 有効性は高くはない. 奏効例には PMBCL が多かったと報告されている. ペンブロリズマブは 2023 年 6 月に PMBCL に対し本邦でも適応追加された.

　二重特異性抗体には, エプコリタマブ, グロフィタマブ, モスネツズマブなどがあり, いずれも CD20 と CD3 を標的としている. 日本での承認薬はまだないが (2023 年 1 月時点), 開発が進んでいる. 作用機序から CAR-T 療法と相性がよいと考えられ, CAR-T 療法失敗に対し他の治療法より奏効率が高いという報告もある. 今後承認されれば, CAR-T 療法失敗に対する使用が期待される.

　分子標的薬は, 免疫調節薬レナリドミドや BTK 阻害薬イブルチニブなどの使用が海外から報告されている. 日本では, de novo LBCL に対する承認薬はないが, レナリドミドが濾胞性リンパ腫 (FL) に対して承認されており, FL や FL から形質転換した LBCL に対して用いることができる. レナリドミドは T 細胞活性化作用があり, リツキシマブと組み合わせた $R^2$ 療法は CAR-T 療法と相性がよいと考えられる. CAR-T 療法失敗に対してレナリドミドを用いた症例は, 他の治療より OS が良かったという報告もある[3].

　治癒を目指す治療選択肢としては同種造血細胞移植 (alloSCT) がある. CAR-T 療法失敗後に alloSCT を施行した 88 例を解析した報告では, 77% が強度減弱前処置, 86% が末梢血幹細胞を用い, ドナーは 39% が非血縁 HLA 適合, 30% が血縁ハプロ適合, 26% が血縁 HLA 適合であった[4]. 15 か月の観察期間中央値で 1 年の OS, PFS, GRFS, NRM, 再発 / 進行が, それぞれ 59%, 45%, 39%, 22%, 33% であった. AlloSCT 前に CR であることが予後良好因子であった. CAR-T 療法失敗後に化学療法感受性が残っていることは稀であるが, 移

植実施可能な患者で救援療法により CR に到達できれば alloSCT の実施も考慮される.

その他, 海外では初回 CAR-T と同じ CAR-T を再投与した報告がある. 奏効率は 20%程度で, 奏効期間は 3 ～ 8 か月であった. 日本では再投与は承認されていない.

当院では, CAR-T 輸注後 1 か月の評価が CR でなかった場合, 後治療を検討している. PD かつ高腫瘍量であれば, 殺細胞性抗がん剤を用いた化学療法を施行せざるを得ないが, 患者の状態に猶予がある場合, 放射線療法や, FL 関連では $R^2$ 療法, それ以外では Pola-R 療法など CAR-T 細胞を温存できる治療を優先して選択することがある. 特に 1 か月時点で PR の患者は, その後も CAR-T 細胞の治療効果が持続して無治療でも CR となることがあることから, PR 患者に治療を追加する場合は, CAR-T 細胞を温存する治療を選択している.

## ▶B-ALL における CAR-T 療法後の治療効果判定と後治療

CD19 CAR-T 療法は B-ALL に対して高い治療効果を持ち, ELIANA 試験 (tisa-cel) では 81%の患者が, フローサイトメトリー評価による MRD が陰性となる CR に到達した. しかし, 12 か月の EFS が 50%と 1 年以内に再発する患者も多いことから, CAR-T 療法後の寛解期に地固め的な alloSCT を施行すべきかが議論されている.

CAR-T 療法後の治療方針決定のためには, 適切なタイミングでの治療効果判定が欠かせない. ELIANA 試験では, 治療効果判定のため, CAR-T 輸注後 day 28 に骨髄穿刺・生検を行い, 骨髄のフローサイトメトリーおよび PCR による MRD 評価が施行されていた. 髄外病変についても同時に評価された. その後, 6 か月までは毎月, 一般的な検査項目とともに末梢血のフローサイトメトリーが施行され, 末梢血中の白血病細胞の有無やリンパ球サブセットが評価された. また, 3 か月, 6 か月時点での骨髄検査, 髄液検査が推奨されていた.

CAR-T 療法後の地固め的 alloSCT によるベネフィットの有無については, 研究によりさまざまな結果が出ている. 最近, 米国のグループにより, CAR-T 療法前のリスクファクター (芽球 5%以上, ブリナツモマブ抵抗性, KMT2Ar 陽性, CD19 低発現, CNS 以外の髄外病変) や CAR-T 療法後のリスクファクター (day 28 または 3 か月時点の MRD 陽性, 6 か月以内の B 細胞無形成喪失) に基づいて CAR-T 療法失敗のリスクを個別に評価し, ハイリスク症例に地固め的 alloSCT を施行するアプローチが提唱されている 図1 [5]. ただし, この

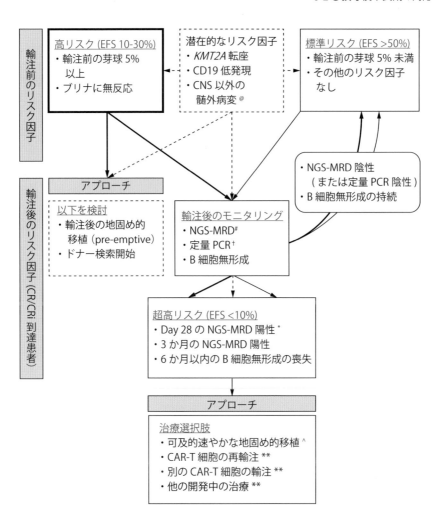

**図1** B-ALL における CAR-T 療法前後のリスク因子とモニタリングの結果による治療選択肢

(Myers RM, et al. Blood. 2023; 141: 1251-1264[5] より)

右側縦書き：

1 治療効果判定と後治療

図中テキスト：

輸注前のリスク因子

高リスク (EFS 10-30%)
・輸注前の芽球 5% 以上
・ブリナに無反応

潜在的なリスク因子
・KMT2A 転座
・CD19 低発現
・CNS 以外の髄外病変 @

標準リスク (EFS >50%)
・輸注前の芽球 5% 未満
・その他のリスク因子なし

輸注後のリスク因子 (CR/CRi 到達患者)

アプローチ

以下を検討
・輸注後の地固め的移植 (pre-emptive)
・ドナー検索開始

輸注後のモニタリング
・NGS-MRD#
・定量 PCR†
・B 細胞無形成

・NGS-MRD 陰性 (または定量 PCR 陰性)
・B 細胞無形成の持続

超高リスク (EFS <10%)
・Day 28 の NGS-MRD 陽性 *
・3 か月の NGS-MRD 陽性
・6 か月以内の B 細胞無形成の喪失

アプローチ

治療選択肢
・可及的速やかな地固め的移植 ^
・CAR-T 細胞の再輸注 **
・別の CAR-T 細胞の輸注 **
・他の開発中の治療 **

*2-4 週以内の再検で NGS-MRD 陽性を確認
^ 移植未実施患者
# 慎重なモニタリングを検討
†NGS-MRD が実施不能な場合
** 実験的
@ 適切な方法で疾患をモニター (例えば PET-CT)

アプローチは，今後の臨床試験により検証される必要がある．

## ▶ 多発性骨髄腫における CAR-T 療法後の治療効果判定と後治療

　骨髄腫の治療効果判定は一般に IWMG 治療効果判定基準が用いられ，CAR-T 療法の主要な臨床試験でもこれが用いられている．KarMMa-1 試験（ide-cel）では，血液・尿による疾患評価（血清の免疫電気泳動/免疫固定法，遊離軽鎖，β2ミクログロブリンおよび尿免疫固定法）が輸注後最初の 6 か月は毎月，その後は 3 か月ごとに 24 か月まで施行され，また，MRD 評価を含む骨髄検査および PET-CT, CT または MRI などの画像検査が輸注後 1 か月，3 か月，6 か月，その後は 6 か月ごとに 24 か月まで施行された．CARTITUDE-1 試験（cilta-cel）では，上記の血液・尿による疾患評価が試験終了までおおよそ毎月施行され，骨髄検査が輸注後 1 か月，2 か月，6 か月に，さらに骨髄 MRD 評価が CR 患者で，CR 到達時および輸注後 6 か月以降は 6 か月ごとに 24 か月まで，その後は年に 1 回施行された．

　CAR-T 療法後に骨髄腫が PD となった場合の後治療については現時点では情報が少ない．PD に対して後治療を施行した骨髄腫患者 79 例についての米国の報告では，多剤併用療法，造血細胞移植（自家および同種），他の CAR-T 療法，二重特異性抗体などさまざまな治療が行われている[6]．観察期間中央値 21.3 か月で，PD に対する初回救援療法の ORR（PR 以上の奏効）は 43.4%，PFS 中央値が 3.5 か月であった．PD となってからの OS 中央値は 17.9 か月で，5 剤抵抗性 penta-refractory の患者は OS が低かった．二重特異性抗体の奏効率が高く，有望ではないかと述べられている．

　骨髄腫では CAR-T 療法後の維持療法により PFS を延長させられる可能性があるが，まだ報告がない．レナリドミドなど T 細胞を活性化させる免疫調節薬が CAR-T 療法との相性がよいのではないかと考えられるが，今後の検証が必要である．

## 【参考文献】

1) Linguanti F, Abenavoli EM, Berti V, et al. Metabolic imaging in B-cell lymphomas during CAR-T cell therapy. *Cancers (Basel)*. 2022; 14 (19): 4700.

2) Logue JM, Chavez JC. How to sequence therapies in diffuse large B-cell lymphoma post-CAR-T cell failure. *Curr Treat Options* Oncol. 2021; 22 (12): 112.

3) Di Blasi R, Le Gouill S, Bachy E, et al. Outcomes of patients with aggressive B-cell lymphoma after failure of anti-CD19 CAR T-cell therapy: a DESCAR-T analysis.

*Blood.* 2022;140 (24):2584–2593.

4) Zurko J, Ramdial J, Shadman M, et al. Allogeneic transplant following CAR T-cell therapy for large B-cell lymphoma. *Haematologica.* 2023; 108 (1): 98–109.

5) Myers RM, Shah NN, Pulsipher MA. How I use risk factors for success or failure of CD19 CAR T cells to guide management of children/AYA with B-cell ALL. *Blood.* 2023; 141 (11): 1251–1264.

6) Van Oekelen O, Nath K, Mouhieddine TH, et al. Interventions and outcomes of multiple myeloma patients receiving salvage treatment after BCMA-directed CAR T therapy. *Blood.* 2023; 141 (7): 756–765.

〈北脇年雄〉

**1**

治療効果判定と後治療

## 5-2 ●投与後中長期の対応

# 2 血球減少と免疫不全

## ここがポイント

☑ CAR-T 療法後は血球減少が遷延し，長期の対応が必要になる場合がある

☑ CAR-T 療法後は免疫不全になるため，感染症の発症抑制のための投薬やガンマグロブリン補充療法が必要になる

## ▶CAR-T 療法後の血球減少

　CAR-T 療法後，患者ごとに程度の差はあるものの，多くの患者で血球減少が起こる．CAR-T 療法後の血球減少は二相性に生じる 図1 [1]．最初に起こる血球減少は，CAR-T 投与前のリンパ球除去化学療法（LD ケモ）によるもので，LD ケモ開始後 1 週間くらいで nadir となり，CAR-T 投与後 2 週間くらいまでに造血回復が見られる．その後，CAR-T 投与後 3 週間くらいから再び血球減少が起こりはじめ，数週間から数か月遷延する．CAR-T 療法による血球減少は，CAR-T 細胞の引き起こす炎症や免疫反応，それまでの治療による骨髄毒性の蓄積などの関与が考えられているが，その機序についてはまだ明らかになっていないことが多い．

　欧州のグループは，axi-cel または tisa-cel の投与を受けた LBCL 患者 258 例を解析し，72%の患者で好中球数が 100/$\mu$L 未満となり，64%の患者で遷延性の好中球減少（好中球数 1000/$\mu$L 未満が 21 日以上）があったと報告している [1]．彼らは血球減少の程度を予測するため，CAR-HEMATOTOX と呼ばれるモデルを提唱している 表1 ．このモデルでは，LD ケモ前の血小板数，好中球数，ヘモグロビン，CRP，フェリチンの値をもとにスコアをつけ，患者を低リスクと高リスクの 2 つのグループに分ける．高リスクのグループでは，遷延性かつ重度の好中球減少（100/$\mu$L 未満が 7 日以上），遷延性の好中球減少（1000/$\mu$L 未満が 21 日以上），血小板減少（5 万/$\mu$L 未満），貧血（ヘモグロビン 8g/dL 未満または輸血を要する）の割合がそれぞれ 47%，81%，87%，96%

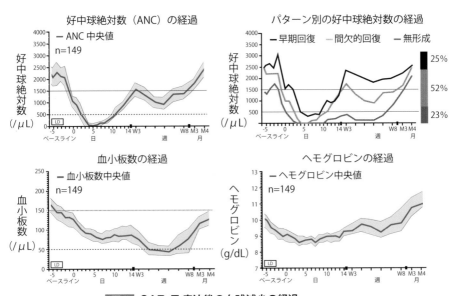

**図1** CAR-T 療法後の血球減少の経過
Day 0 に CAR-T を輸注
折れ線の帯は中央値の95％信頼区間を表す
LD: リンパ球除去化学療法
(Rejeski K, et al. Blood. 2021; 138: 2499-2513[1]より)

**表1** CAR-HEMATOTOX: リンパ球除去化学療法施行前に評価する

| ベースラインの値 | 0点 | 1点 | 2点 |
|---|---|---|---|
| 血小板数 | >17.5万/μL | 7.5-17.5万/μL | <7.5万/μL |
| 好中球絶対数 | >1200/μL | <1200/μL | |
| ヘモグロビン | >9.0g/dL | <9.0g/dL | |
| C反応性蛋白 (CRP) | <3.0mg/dL | >3.0mg/dL | |
| フェリチン | <650ng/mL | 650-2000ng/mL | >2000ng/mL |

低リスク: 0-1点 高リスク: 2点以上
(Rejeski K, et al. Blood. 2021; 138: 2499-2513[1]より)

であったが，低リスクのグループではそれぞれ5％，42％，34％，40％であった．
　CAR-T療法後の血球減少に対しては，化学療法による血球減少と同じように赤血球・血小板輸血（日本輸血・細胞治療学会のガイドラインに従う）やG-CSF投与にて対応する．発熱性好中球減少症にも化学療法後と同じように抗菌薬の経験的治療を行う（日本臨床腫瘍学会の発熱性好中球減少症（FN）ガイドラインに従う）．

　G-CSF 投与は，好中球減少の期間を短縮することが期待されるが，CAR-T 投与後早期に投与すると，抗原提示細胞を活性化して CRS や ICANS を悪化させるリスクが危惧されており，EBMT/JACIE/EHA の推奨では，CAR-T 投与後 day 14 以降に，CRS や ICANS が消失していれば，開始するとされている[2]．ただし，CAR-T 投与後 5 日目から G-CSF を投与してもその後の経過への悪影響はなかったという報告もあり，ALL，同種移植後，高用量ステロイド投与などの感染症リスクのある患者では，早期の G-CSF 投与開始を検討してもよいとされている．

　Day 28 以降の遷延性の好中球減少にも G-CSF 投与を検討する．好中球数をモニタリングしながら，好中球数 500/$\mu$L 未満をトリガーに短時間作用型 G-CSF 投与（例えばフィルグラスチム 75$\mu$g 皮下注）を行う．我々の経験では，1 回のフィルグラスチム 75$\mu$g 皮下注で数日から 1 週間程度，好中球数が維持できることが多い．ただし，CAR-T 療法後 5 週以降に好中球 100/$\mu$L 未満となり，連日のフィルグラスチム 300$\mu$g 皮下注にも 7 日間まったく反応しなかった症例も経験している．また，CAR-T 療法後に長期に血球減少が遷延した症例で最終的に骨髄異形成症候群が判明した症例もあり，血球減少が遷延する場合は骨髄検査が必要である．

　その他，CAR-T 療法後の遷延する著明な血球減少に対して，以前に採取されて保存されていた自家末梢血幹細胞を移植して造血を回復させた症例[3]やトロンボポエチン受容体作動薬（エルトロンボパグ，ロミプロスチム）を使用し有効であった症例[4]が報告されている．

## ▶CAR-T 療法後の免疫不全

　CAR-T 療法後は，同種移植後ほどではないが，感染症が増加することが示されている．CAR-T 療法を受ける患者はすでに原疾患や前治療により免疫不全となっているが，CAR-T 療法によりさらに免疫不全が増強し，延長する．免疫不全が引き起こされる機序には，LD ケモによるリンパ球減少，CAR-T 療法後の血球減少，CD19 または BCMA を標的とした CAR-T 療法により B 細胞や形質細胞が除去されることによる低ガンマグロブリン血症，CAR-T 細胞投与による T 細胞レパトアの偏りなどがある．

　CAR-T 療法施行前には HBV, HCV, HIV, HTLV-I, CMV などのスクリーニングを行うと同時に，必要に応じて SARS-CoV-2，インフルエンザ，結核などについて検査を行う[5]．活動性感染症があると CAR-T 療法後に重症化す

**表2** CAR-T 療法後における感染症の発症抑制

| | EBMT/EHA の推奨 | コメント |
|---|---|---|
| 好中球減少 | Day 14 以降または CRS や ICANS の消失後に，好中球減少期間を短縮するために G-CSF を投与する<br>同種移植後の ALL 患者や高用量ステロイドの使用など感染リスクの高い患者では，day 5 などの早期に G-CSF を開始することも可能[a]<br>Day 28 以降に好中球減少が遷延する場合は G-CSF 投与を検討する | CRS や ICANS がある場合，G-CSF の使用は避ける |
| 細菌 | ルーチーンの施行は推奨されない[b] | 好中球減少が遷延する場合は，施設のガイドラインに従って，レボフロキサシンやシプロフロキサシンの投与を検討してもよい |
| ウイルス | バラシクロビル 500mg，1 日 2 回またはアシクロビル 800mg，1 日 2 回[c] | LD ケモ開始時から，CAR-T 療法後 1 年以降かつ CD4 陽性細胞数が 200/μL を超えるまで |
| ニューモシスチス肺炎 | スルファメトキサゾール・トリメトプリム (ST) 合剤 480mg を連日または 960mg を週 3 回<br>LD ケモ開始時から，CAR-T 療法後 1 年以降かつ CD4 陽性細胞数が 200/μL を超えるまで継続<br>骨髄抑制が遷延する場合は，好中球数が 500/μL を超えるまで開始を延期 | 施設のガイドラインにより開始を遅らせてもよい<br>薬剤アレルギーや血球減少のため ST 合剤が使用できない場合は，ペンタミジン 300mg 吸入／月，ダプソン 100mg／日，アトバコン 1500mg／日のいずれかを検討する |
| 真菌 | ルーチーンの施行は推奨されない；高度の好中球減少 (500/μL 未満) または長期の好中球減少 (14 日を超える)，かつ／または，72 時間を超えるか高用量のコルチコステロイドの使用がある，または同種移植後の患者では，ポサコナゾール 300mg／日またはフルコナゾール 200mg／日またはミカファンギン 50mg 静注／日を検討する | |
| ガンマグロブリン補充療法 | 小児ではルーチーンに施行する<br>成人では，被包化細菌による重症／反復性感染症があり，低ガンマグロブリン血症 (400mg/dL 未満) がある場合に検討する | 同種移植後の成人患者では，ルーチーンの施行の根拠となる臨床的エビデンスはない |

[a] CAR-T 療法後早期の G-CSF 使用について，悪影響を明確に示すデータはない．CAR-T 輸注後 day 5 に G-CSF を開始した最近の報告では，CRS や ICANS の増加は示されなかった．G-CSF の早期使用は安全で，好中球の減少期間を短縮する可能性がある．これに関しては，根拠となるデータがさらに必要である．

[b] 発熱性好中球減少症の患者では，広域抗菌薬による経験的治療が強く推奨される．

[c] (著者註) 海外での推奨用量であり，各施設のガイドラインに従う．

(Hayden PJ, et al. Ann Oncol. 2022; 33: 259-275[2] より)

2 血球減少と免疫不全

**表3** CD19 標的 CAR-T 療法を受けた患者におけるワクチン接種の適格基準

| ワクチン | EBMT/EHA の推奨 | | コメント |
|---|---|---|---|
| | CAR-T 前 | CAR-T 後 | |
| インフルエンザウイルス | リンパ球除去 2 週間前に接種することが望ましい<br>B 細胞無形成の状態では血清学的反応が起こる可能性は低い | 免疫再構築の状態にかかわらず CAR-T 後 3 か月以降に接種する | 免疫再構築が不十分[a] または免疫抑制療法施行中の場合, ワクチンに対する反応が低くなる可能性が高い.<br>しかし, 接種には感染率を低下させ, 臨床経過を改善するベネフィットがあるだろうというコンセンサスがある. B 細胞が回復すれば, ブースター接種を検討する |
| SARS-CoV-19 | CAR-T 療法前に接種することが望ましい<br>B 細胞無形成の状態では血清学的反応が起こる可能性は低い | CAR-T 輸注後 3 か月以降に接種する | CAR-T 後の接種に対する抗体反応についてのデータは少ないが, 早期の報告では血清学的反応の障害が示唆されている. しかし, SARS-CoV-19 ワクチンによる防御は T 細胞性免疫に大きく依存しているため, B 細胞無形成は接種の禁忌とはならないようである; T 細胞数の基準は定義されていない. CAR-T 後の再接種やブースター接種の頻度 / 用量については国ごとに指針が異なる. この分野の診療は急速に展開しており, 国のガイドラインに従う |
| 死菌 / 不活化ワクチン | | CAR-T 後 6 か月以降かつガンマグロブリン補充療法後 2 か月以降 | 免疫抑制療法または殺細胞性化学療法の施行中は禁忌 |
| 生ワクチンおよび非生アジュバントワクチン | | CAR-T 後 1 年かつ免疫が完全に再構築されている | 同種移植後 2 年未満またはガンマグロブリン補充療法の完了後 8 か月未満は禁忌 |

[a] CD4 陽性 T 細胞絶対数＞200/μL, CD19 または CD20 陽性 B 細胞＞200/μL, 免疫抑制療法または殺細胞性化学療法を施行中ではない
(Hayden PJ, et al. Ann Oncol. 2022; 33: 259-275[2)] より)

るリスクがあるため, 可能であれば CAR-T 療法前に感染症を治療しておくことが望ましい. ただし, CAR-T 療法の延期により原疾患が進行する可能性がある場合は, リスクを総合的に判断し, CAR-T 療法の施行時期を決定する.

LD ケモ開始後は感染症の発症抑制のための投薬を行うことが必要であり, EBMT/JACIE/EHA では **表2** のような投薬を推奨している[2)]. HBV キャリアでは HBV 再活性化がないか, HBV-DNA を定期的に測定してモニタリングを行う. また, CAR-T 療法前後のワクチン接種については **表3** のようなスケジュールが推奨されている[2)].

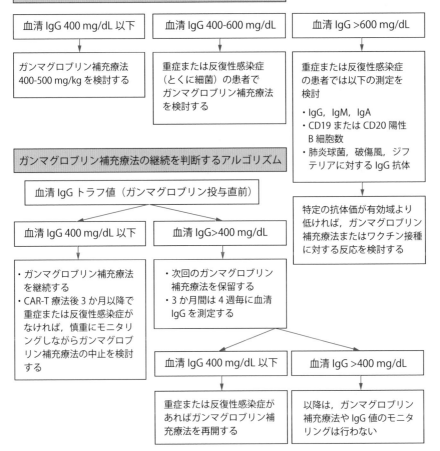

**図2** CAR-T 療法後のガンマグロブリン補充療法
（Hill JA, et al. Blood Rev. 2019; 38: 100596[6] より）

　　CAR-T 療法後の低ガンマグロブリン血症に対しては，IgG 値および CAR-T 療法後の時期，感染症の発症状況により，ガンマグロブリン補充療法の施行を検討する **図2** [6]．なお，多発性骨髄腫患者の IgG 値は，M 蛋白を除外し，正常 IgG のみの値を基準にする．また，抗 SARS-CoV-2 モノクローナル抗体であるチキサゲビマブ / シルガビマブの投与を検討する．

## 【参考文献】

1) Rejeski K, Perez A, Sesques P, et al. CAR-HEMATOTOX: a model for CAR T-cell-related hematologic toxicity in relapsed/refractory large B-cell lymphoma. *Blood*. 2021; 138 (24): 2499-2513.

2) Hayden PJ, Roddie C, Bader P, et al. Management of adults and children receiving CAR T-cell therapy: 2021 best practice recommendations of the European Society for Blood and Marrow Transplantation (EBMT) and the Joint Accreditation Committee of ISCT and EBMT (JACIE) and the European Haematology Association (EHA). *Ann Oncol*. 2022; 33 (3): 259-275.

3) Godel P, Sieg N, Heger JM, et al. Hematologic rescue of CAR T-cell-mediated prolonged pancytopenia using autologous peripheral blood hematopoietic stem cells in a lymphoma Patient. *Hemasphere*. 2021; 5 (3): e545.

4) Beyar-Katz O, Perry C, On YB, et al. Thrombopoietin receptor agonist for treating bone marrow aplasia following anti-CD19 CAR-T cells-single-center experience. *Ann Hematol*. 2022; 101 (8): 1769-76.

5) Hill JA, Seo SK. How I prevent infections in patients receiving CD19-targeted chimeric antigen receptor T cells for B-cell malignancies. *Blood*. 2020; 136 (8): 925-35.

6) Hill JA, Giralt S, Torgerson TR, et al. CAR-T – and a side order of IgG, to go? – Immunoglobulin replacement in patients receiving CAR-T cell therapy. *Blood Rev*. 2019; 38: 100596.

〈北脇年雄〉

5-2 ● 投与後中長期の対応

# 3 CAR-T 細胞療法後の リハビリテーション

## ここがポイント

☑ CAR-T 細胞療法特有の身体機能低下リスクを把握する

☑ CAR-T 細胞療法のリハビリテーションの流れを把握する

## はじめに

　キメラ抗原受容体 T 細胞（chimeric antigen receptor–T cell, CAR-T）療法は，治療抵抗性・難治性造血器疾患に対する新たな治療戦略として開発され，2019 年に保険承認が得られて以降，本治療の適応となる症例は増加している．CAR-T 細胞療法を成功に導くためには，これまでの移植医療と同様に医師・看護師を中心に構成されるチーム医療の実践が不可欠である．CAR-T 細胞療法におけるリハビリテーション専門職の大きな役割としては，「治療前後の身体機能を正確に評価すること」，「治療期間中の身体機能の低下を抑制すること」であり，治療後早期に生じる可能性のある身体機能低下にアプローチを行う必要がある．一方で，CAR-T 細胞療法症例のリハビリテーションに関する報告は世界的にも不足しているのが現状である．本稿では，リハビリテーション視点からの CAR-T 細胞療法症例の特徴や，当院における実際のリハビリテーションの流れについて述べる．

## ▶ リハビリテーション視点からの CAR-T 細胞療法症例の特徴

　CAR-T 細胞療法の適応となる症例は先述したように治療抵抗性・難治性造血器疾患であり，治療歴が長期間に及んでいることが多く，頻回の化学療法歴や移植歴を有している．これらの治療によって生じる合併症によって，身体機能の低下が進行する可能性があるが[1]，CAR-T 細胞療法直前の身体機能に関する報告は現状でまとまったデータは見当たらない．当院で CAR-T 細胞療法を施行した症例においては，治療前の運動耐容能（全身持久力）が自家移植症

例と比較して有意に低値 図1 であり，治療前時点からの身体機能を正確に評価することは重要である．

加えて，CAR-T 細胞療法においては治療早期の段階でサイトカイン放出症候群（cytokine release syndrome, CRS）や免疫エフェクター細胞関連神経毒性症候群（immune effector cell-associated neurotoxicity syndrome, ICANS）を高い割合で発症する．特に CRS や ICANS が重症化しコントロールに難渋した場合，治療期間中の身体機能の低下が進行するリスクが高まる．実際に当院で CAR-T 細胞療法を施行した症例において CRS に伴う発熱期間が長期に及ん

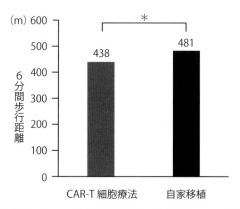

**図1** **治療前時点における運動耐容能（自家移植症例との比較）** * p ＜ 0.05

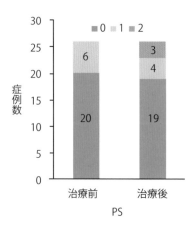

**図2-1** CAR-T 細胞療法症例における
パフォーマンスステータスの変化

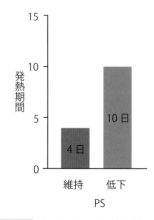

**図2-2** CRS に伴う発熱期間と
パフォーマンスステータス
変化の特徴

だ症例では，治療後のパフォーマンスステータスが低下した 図2 ．このように CAR-T 細胞療法においては特有の身体機能低下リスクがあるため，リハビリテーション専門職による治療前からのリハビリテーション介入が重要である．

## ▶CAR-T 細胞療法症例に対するリハビリテーション

### (1) CAR-T 細胞療法のリハビリテーションの流れ

治療前時点の身体機能を評価するため，当院においては CAR-T 細胞療法目的で入院した時点よりリハビリテーションを導入している．CAR-T 細胞療法前には，リンパ球除去療法を行うため，その期間にリハビリテーションを導入する目的を十分に説明し，同意を得た段階で治療前の身体機能評価をリハビリテーション室にて実施する．特にリハビリテーションの必要性を治療前段階で十分に説明しておくことで，その後のリハビリテーションをスムーズに導入することが可能である．輸注後は厳重な医学的管理が必要となるためリハビリテーションは治療を行う病棟にて実施する．治療後の身体機能評価は症例の全身状態に応じて実施場所を検討する必要がある 図3 ．

### (2) CAR-T 細胞療法症例に対する身体機能評価

治療前後の身体機能評価は，筋力，運動耐容能，歩行能力を中心に実施する．これらの評価項目は造血器疾患症例において標準的に実施されている．特に治療前時点でサルコペニア・フレイルを有する症例は，治療後の成績に影響を及ぼす可能性[2]があるため，これらを判別するためにも身体機能評価は重要であり，治療期間中の運動療法戦略を構築する上でも重要な情報源となる．筋力は握力や膝関節伸展筋力，運動耐容能は6分間歩行テストで主に評価をしており，これらの評価はリハビリテーション室で行えない状況（血球減少期）においても，病棟で実施可能な評価項目である．そのほかにも，近年では生体電気イン

| | CAR-T 細胞療法前 | | CAR-T 細胞療法 | CAR-T 細胞療法後 | |
|---|---|---|---|---|---|
| 治療経過 | 入院 | リンパ球除去療法 | | 全身管理期間 | 退院 |
| 治療場所 | リハビリテーション室 | 病棟 | | | リハビリテーション室（全身状態に応じて病棟） |
| 介入内容 | 身体機能評価 | 運動療法 | | | 身体機能評価 |

図3 CAR-T 細胞療法症例のリハビリテーションの流れ

ピーダンス法を用いた体組成，超音波や画像検査を用いた骨格筋評価も造血器疾患症例においては重要な臨床的アウトカムとして用いられており，CAR-T細胞療法症例においても新たな評価項目として今後導入を検討しても良いかもしれない．

## （3）CAR-T 細胞療法症例に対する運動療法

CAR-T 細胞療法症例に対する運動療法の効果は未だ明らかにされていない．しかし，CAR-T 細胞療法期間中は身体機能の低下が進行するリスクが高まり，海外においては治療後の 51% の症例において倦怠感を生じ，その中の 84% の症例では中等度から重度の倦怠感を呈することが明らかとなっている[3]．倦怠感は結果として身体機能の低下につながる可能性があり，治療期間中の運動療法は身体機能低下を抑制する上で重要な治療戦略である．

運動療法は筋力トレーニングや持久力トレーニングを組み合わせて構成することを推奨する．筋力トレーニングは座位・立位といった抗重力位で実施し，体幹・四肢の筋群をターゲットとして実施する．持久力トレーニングは，歩行練習や自転車エルゴメータを使用して実施し，推奨される負荷強度としてはカルボーネン法にて最大負荷の 60% が目安となる．また，自覚的運動強度の指標として当院においては修正 Borg scale を用いて 3-5 を目安としている．これらの指標は機器を使用する必要がなく，臨床現場において運動強度を設定する上では簡易的な指標である．

また，リハビリテーションを実施していく上で，合併症に対する対応も必要になってくる．特に治療後早期に高率で生じる CRS に伴う発熱はリハビリテーションを実施する上で阻害要因になることがある．その場合は，解熱剤投与後など介入時間を調整することも必要となってくる．また，ICANS に関しては初発症状を見逃さないためにリハビリテーションを実施する際に，意識レベルや運動麻痺の有無などを適宜確認することが重要となる．これらの合併症が生じた場合には，主治医にリハビリテーション実施の有無や安静度を確認し，看護師には病棟での状況を聴取するなど密に情報共有しながらリハビリテーション介入を行っていくことが重要である．また，CAR-T 細胞療法後は血球減少が遷延する可能性もあるため，日々の採血結果を確認することもリハビリテーションを実施する上でのリスク管理につながる．

## （4）CAR-T 細胞療法症例の身体機能の変化

当院でびまん性大細胞型リンパ腫に対して CAR-T 細胞療法を施行した 26人の治療前後の身体機能変化のデータを示す．当院への入院に至るまでの治療歴は中央値で 41 か月と長期であり，症例のうち 11 人（42%）で自家移植歴を

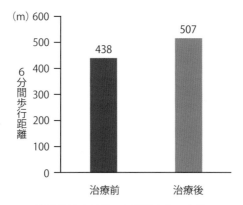

(m)

図4 治療前後の運動耐容能の変化

有していた．治療後に 24 人の症例で合併症を発症し，合併症の内訳として 23 人で CRS を発症し，重症度は grade 1 が 20 人と多くの症例で軽度であった．そのため，治療期間中のリハビリテーション実施は良好であり，全身持久力の指標である 6 分間歩行距離は，治療前から治療後にかけて増加した 図4 ．

## おわりに

CAR-T 細胞療法は本邦での承認から 4 年経過し，今後適応となる症例は増加してくる．今回紹介した症例の疾患はびまん性大細胞型リンパ腫であるが，多発性骨髄腫などでは骨病変などを有していることも多く，症例それぞれで身体機能は異なるため，治療前時点での身体機能評価は重要である．

本領域におけるリハビリテーションに関する報告は不足しており，本稿で提示した身体機能データに関しても限られたものであるため，今後もさらに詳細な検討が必要な領域である．しかし，治療期間中に生じる可能性が高い身体機能の低下に対してはリハビリテーションを積極的に導入することを推奨する．

CAR-T 細胞療法を成功に導くためにはチーム医療の実践が不可欠であり，リハビリテーション専門職もその一翼を担い，積極的な治療中の身体機能の維持および合併症の早期発見や，それに対応するためのリハビリテーション介入を行っていく必要がある．

3

CAR-T細胞療法後のリハビリテーション

【参考文献】

1) Vermaete N, Wolter P, Verhoef G, et al. Physical activity and physical fitness in lymphoma patients before, during, and after chemotherapy: a prospective longitudinal study. *Ann Hematol.* 2014; 93 (3): 411-424.

2) Armenian SH, Xiao M, Berano Teh J, et al. Impact of sarcopenia on adverse outcomes after allogeneic hematopoietic cell transplantation. *J Natl Cancer Inst.* 2019; 111(8): 837-844.

3) Grover P, Veilleux O, Tian L, et al. Chimeric antigen receptor T-cell therapy in adults with B-cell acute lymphoblastic leukemia. *Blood Adv.* 2022; 8; 6(5): 1608-1618.

〈濱田涼太〉

## 6-1 ●構築すべきシステム

# 1 細胞療法における デジタルトランスフォーメーション

## ここがポイント

- ☑ 細胞療法の安定運用には電子化が重要
- ☑ 細胞療法 DX は開発途中である
- ☑ 施設内および施設間を繋ぐ包括的なシステムが必要である

## はじめに

　細胞療法運営の各局面において，厳格に定められた手順の作成と版管理，施行プロセスの記録，逸脱の管理が重要であり，この全てをヒトの力で掌握するのは困難を極める．特に複数の手順が同時並行で繰り返し進捗するような場合には，その管理を電子化して行うことは利便性を増すのみならず，正確性を担保するために必須である．このように，細胞療法においては，電子化されたシステムを中心にした発展，すなわちデジタルトランスフォーメーション（DX）の実現は必要不可欠であろう．本稿では，細胞療法分野における DX の現状として，当院での状況を紹介し，今後の課題や展望を概説する．

## ▶ 細胞療法における DX の例

### (1) CAR-T 細胞療法管理システム（CAR-T Administration Scheduler, CARTAS「かるたす」）図1

　CAR-T 細胞療法の運用にあたり，キーとなる情報を症例毎に集積し，串刺し検索や一覧表示ができるようにしたアプリケーションである．本アプリの導入前は，表計算ソフトで作成したシートに同様の内容を書き込み，情報のアップデートがあるたびに上書きするという作業を行っていた．しかし，この方法では，新規レコード作成あるいはレコード更新に伴う入力作業の履歴が残しにくいことや，不意の操作による意図しない情報書き換えが起こりうるという問

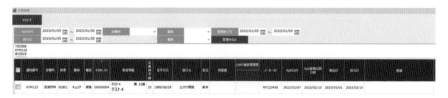

**図1** CAR-T 細胞療法管理システム「かるたす」

題点があり，本アプリの作成に至った．

　複数回のアップデートを経て，現在の項目としては，識別番号（院内での通し番号），診療科，疾患，薬剤名，診療種別（保険診療か治験か），カルテID，患者情報(氏名，性別，年齢，生年月日)，紹介元施設，担当医，同意書取得日，製造ID（製薬会社が発行するもの），アフェレーシス日程，アフェレーシス産物出荷日時，製品納品日，投与日が表示されている．また ICU 入室日や各種クリニカルパスの入力状況を表示可能である．とくに患者情報は入力ミスを防ぐため，電子カルテ情報とリンクするシステムになっている．こちらのアプリケーションは，院内から随時確認可能となっており，将来的には情報更新時に自動でアラートメールが飛ぶような設定も可能である．製薬会社が提供する申し込みシステムとの連携ができないことが，最大の問題点として残っている．

## (2) 細胞療法依頼システム（REservation and Application for Cellular Therapy Bundle, REACT-B）**図2**

　上記の「かるたす」により全ての進捗は把握できるが，これは院内の電子カルテ内のシステムであり，外部からその状況を確認するのは難しい．そこで，特に他院から紹介される難治例の受入可否を判断する上で重要なファクターとなる院内のアフェレーシス枠や特定の CAR-T 製品の製造枠に関しては，24時間365日どこからでも確認できるように，REACT-B を稼動している．こちらは，互いに連動したカレンダーと入力フォームから構成され，担当医はカレンダーを見てアフェレーシス枠の空き状況を確認し，即座に入力フォームからその枠を確保することが可能である．また，REACT-B では，CAR-T のみならず，幹細胞採取用のアフェレーシスも同じ運用に載せることで，1日当たりのアフェレーシス件数が多くなりすぎないよう（当院では最大2枠），日程の分散が可能となる．

　これにより，「アフェレーシスの空き枠」を巡って，日程調整を行っている細胞療法センターの管理者へ頻繁に電話やメール連絡で問い合わせすることなく，リアルタイムに状況共有が可能である．また，アフェレーシス枠確保にあ

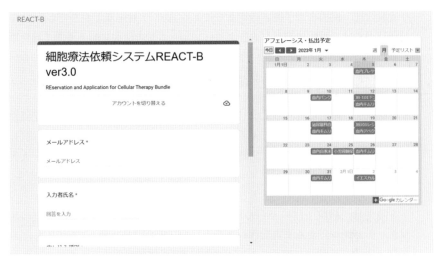

**図2** 細胞療法依頼システム REACT-B

たっては，フォームから患者 ID の入力を必須とすることにより，担当医から細胞療法センターへの依頼時に患者取り違えリスクを排除している．このように，一連の細胞療法オーダーの起点は，REACT-B への入力であるが，院内ネットワークの外（インターネット上）にある REACT-B 情報を，院内ネットワークの中にある「かるたす」に転記するのは，セキュリティの問題から現時点では人力に頼っており，ここを自動化することが，真の DX 実現のために必要である．

## (3) 無菌室内工程管理システム

　　複数の CAR-T 製品のうち，施設内で凍結作業などの細胞調製を行う製品の場合，無菌室での工程が発生する．このような作業における指図記録書がデジタル化され，クリーンルーム内ではタブレットを用いて指示受けをし，同時にすべての工程記録が完結する状況が理想的であり，それを支えるのが工程管理システムである．

　　具体的な機能としては，細胞調製の準備段階における，クリーンルーム内設備機器や資材・試薬類の登録とバーコード管理，1 日の作業に関する指図内容の読み込み，指図に従い用意された準備物品のロット番号や有効期限自動管理，作業工程ごとの記録とタイムスタンプ，環境モニタリングシステムとの連携による，作業中パーティクル数，冷蔵庫の温度などの情報記録（作業環境の担保），検体ラベルや製品ラベルの発行と入出庫管理，全行程の確認に基づく出荷判定

や逸脱管理，使用者電子署名機能などによる Part 11 対応などがあげられる．

現時点では，医療機関が有するクリーンルームでの使用に耐えうる工程管理システムはほとんど存在せず，今後の開発が待たれる状態であり，当院でもいくつかの企業との共同研究において開発段階にある．

(4) 文書管理システム　図3

細胞療法の運用に当たっては，各部署で大量の手順書やそれに基づく記録書が発生し，その適切な版管理や保存が求められる．これらの書類は，作成日，改定日，取扱者などが明確に記録されていることが必要であるとともに，火災や水害にも耐えられるバックアップが残されていることが望ましいことから，紙媒体ではなく電子媒体を正本としたほうが好都合である．

当院では，病院全体の ISO9001 や，検査部の ISO15189 での要求事項に基づき，デジタルによる文書管理システム（ASTRUX®システム）を導入しており，CAR-T 細胞療法に関する手順書や記録書（紙媒体で作成したものをスキャナで電子化）もこのシステムで保管している．

(5) 電子カルテおよび輸血部門システム

CAR-T 細胞療法におけるアフェレーシスや細胞入出庫・投与などの細胞療法関連オーダーは，あくまで医師の指示を起点に，関連する部署のスタッフが

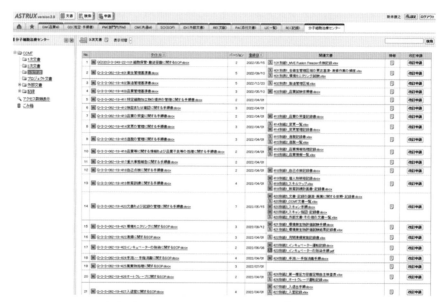

**図3　文書管理システム（ASTRUX®システム）**

作業を行う行為であるため，その指示フローを明確にする必要がある．当院では，電子カルテにおいては，輸血オーダーの機能を拡張して，上記の細胞療法オーダーを入力することを実現した．

加えて，オーダーの受け手側である輸血部門システムにおいては，オネスト社の輸血管理システム RhoOBA®を採用し，細胞管理機能を拡張して使用している．この中では，採取した細胞を一旦製薬会社に出庫し，別の細胞となって納品されてくるという，CAR-T 細胞療法特有の工程も問題なく扱えるようにカスタマイズすることで，アフェレーシス，産物出庫，製品納品，製品出庫という 4 回の重要な細胞の入出庫ステップを全てシステムで把握できるようになった．

また産物や製品の液体窒素タンクでの保存を安全に行うため，保存場所や入出庫記録を各検体情報に紐付ける機能を用いることで，管理の手間を軽減するようにしている．将来的には，各製薬メーカーから提供される製品情報を直接この部門システムにリンクできれば，さらに安定したシステムになると考える．

## ▶今後の課題

細胞療法の安定運用にとって「リアルタイムな情報共有」「誤謬のない情報伝達」が最も重要である．当院では様々な試行錯誤を繰り返し，本稿で述べたとおり，電話やメールに頼らない即時かつ非同期の情報共有体制を目指してきた．しかし，CAR-T 細胞療法を受ける症例の約 85%は院外からの紹介（当院実績）であるが，紹介元医療機関とのやりとりは依然として郵送，電話，メールである（しかも，こまめなメールでの情報共有を推奨している）．この点で，紹介やその後の情報共有を円滑に行うための施設間の DX 立ち上げが必要であろう．

また，CAR-T 細胞療法において最も重要な行為の一つである製薬メーカーへの発注依頼は，上記の院内システムに登録された情報を横目に見ながら，手作業で専用システムに入力や確認を行う必要があり，これは，即時性，履歴管理，誤謬防止とはほど遠い運用である．ここも包括的な DX が必要な部分である．しかしながら，各製薬メーカー間のシステムや電子カルテ間の互換性のなさ，個人情報の保持，情報管理精度の問題から，まだ現在のヒトの力を超える見通しは立っていない．

## まとめ

　手順書や記録書の管理が重要な細胞療法は，DX による工程管理と相性が良いように思われる．各ステップにおける品質を確実に担保する上でも，施設内あるいは施設間を繋ぐ包括的な DX のプロトタイプ開発が必要である．

〈新井康之〉

## 6-1 ●構築すべきシステム

# 2 〈 細胞療法における医療安全

### ここがポイント

☑ CAR-T 細胞療法はハイリスクな医療であることから，新規導入の際は十分な体制の整備が必要である

☑ 患者に現在の病状と治療の選択肢についての理解をうながし，患者の希望を最大限に実現できるような治療を提案することが求められる

## ▶ 新薬に関するリスク

　全ての医薬品は厚生労働省の承認を得るために治験が行われる．治験は有効性と安全性を評価することを目的として，患者の病状，合併症，年齢，併用薬など細かな制限を設けているため，基準を満たした患者のみが対象となり，症例数も少ない．一方，市販後はこのような制限がないため，対象となる患者が急増する．治験では対象とならなかった患者（小児，高齢者，妊婦，腎・肝障害やその他の様々な合併症がある，様々な併用薬の使用）にも投与されるため，治験の段階では判明していなかった予期せぬ事象が発生するリスクを有している．このような状況に対し，製薬会社は市販後も，有効性と安全性を調査（製造販売後調査）することが求められており，その結果をもとに再審査が実施されている．

　本邦では，CAR-T 細胞療法に用いられる再生医療等製品として，アキシカブタゲン シロルユーセル（イエスカルタ®点滴静注），イデカブタゲン ビクルユーセル（アベクマ®点滴静注），シルタカブタゲン オートルユーセル（カービクティ®点滴静注），チサゲンレクルユーセル（キムリア®点滴静注），リソカブタゲン マラルユーセル（ブレヤンジ®静注）が薬事承認されている（2023 年 5 月現在）．2019 年 3 月に，初めてキムリア点滴静注が承認されたが，通常の医薬品と異なり患者毎に製造されるため，大量生産ができず，製造販売後調査がなされているものの，現在も十分なデータが収集されていない．さらに作用機

序もこれまでの製品と異なることから，リスクに対する十分な備えが必要である．

　一般に，横軸に経験値，縦軸に習熟度をプロットした場合，経験を重ねることで習熟度が上昇すること（ラーニングカーブ）が知られており，外科領域では手術手技の分析手法として用いられている．2014年に明らかになった腹腔鏡手術による死亡事故がきっかけとなり，特定機能病院では，高難度新規医療技術（当該病院で実施したことのない医療技術であって，その実施により患者の死亡その他の重大な影響が想定されるもの）を提供する場合は，①既存の医療技術と比較した場合の優位性，②必要な設備・体制の整備状況（集中治療室，麻酔科医師との連携等），③医療を提供する医師の経験，④患者に対する説明および同意の取得の方法が適切であるかを審議することが求められている[1]．CAR-T細胞療法は高難度新規医療技術に該当しないが，ハイリスクな医療であることから，新規導入する際は，これに準じた体制の整備が必要と考えられる．

## ▶集中治療室入室に関する体制

　本院では，CAR-T細胞療法の治験を行っており，サイトカイン放出症候群（CRS）により，集中治療室（ICU）に入室した症例を経験していた．症例を拡大するにあたり，病棟の看護師から「いつ急変するかわからないといった状況での看護に対し，不安を感じる」との声もあったため，関係者で協議し，「37.5℃以上の発熱を認めた段階ですぐにICUに入室」という基準を設けた．その後，症例数を重ねていく中で見直しを行い，現在は「①若年成人急性リンパ性白血病の患者は，39度以上の発熱や神経毒性があれば，ICUに報告し，72時間以内（ただし可及的早期）にICUに入室する，②小児急性リンパ性白血病患者およびびまん性大細胞型B細胞リンパ腫患者（成人）では，39度以上の発熱や神経毒性があればICUに報告する．これに加え，血圧低下を認めた場合，酸素投与が必要になった場合，または，意識レベルの低下を伴う場合は，可及的速やかにICUに入室する」としている（2023年5月現在）．基準を緩和できた要因として，症例を重ねるにつれて，患者の見通しの精度が上がったこと，それにより適切なタイミングでステロイドやトシリズマブが投与されるようになったことなどが挙げられる．症例数を拡大した当初は，厳しい入室基準により現場スタッフに負担をかけたが，重大な事故は発生せず，その後，継続的に基準を見直すことで，負担を軽減しつつ，安全に実施できる体制が確立された．

## ▶説明および同意の取得に関する体制

　CAR-T 細胞療法はハイリスクな治療であり，文書による説明と同意（インフォームド・コンセント）が必須である．患者は自身の治療を決定する権利（自己決定権）を有しており，それを判断するための情報が必要となる．よって医療者は，現在の病状，治療の目的，内容，治療を受けることによるメリットとデメリット，その治療を受けない場合の代替療法等について理解できるように説明し，患者の同意を得ることが求められる．複数の治療の選択肢がある場合，「今のあなたには治療 A と治療 B があります．どちらを選ぶかはご自身で決めてください」という説明をする医療者がいるが，これは適切ではない．患者は医療の専門家ではないため，説明を受けて理解しても，どれにすべきであるかは決めきれない．患者にとって必要なことは，自分の希望に合った治療を選択することであり，「何を一番大事にするか」を患者と医療者が共有し，それを最も実現できる治療を提案するというプロセスが求められる．CAR-T 細胞療法は，製薬会社より説明同意文書が提供されており，必要な項目は網羅されているが，本院では製薬会社に確認の上，患者によりわかりやすくするよう修正を加えて使用している．

　インフォームド・コンセントを行う際は，医師以外の医療者（主に看護師）の同席も重要である．医師による説明は，医学的な内容になりがちであり，患者が理解できないまま進んでしまう場合がある．同席者は患者や家族の反応を見ながら，理解が不十分であると思われる場合は，患者や家族に尋ねたり，医師に追加の説明を依頼する等，理解を促す役割を担っている．本院では，造血細胞移植や CAR-T 細胞療法は「死亡や後遺症を残すような合併症を生じる可能性があるリスクの高い治療」と位置付けており，原則として，医師以外の医療者が同席するよう取り決めている．同席ができない場合は，医師からの説明の後に医師以外の医療者が患者と対話し，患者の意向や意思を尋ね，必要があれば，再度医師に確認するなどして，意思決定を支援し，その記録を電子カルテに残している．

## ▶適応外使用に関する体制

　医薬品は原則として適応症に従って使用されるべきであるが，やむを得ず，適応外で使用される場合がある．適応外使用に関して，明確な基準を示したものはなく，各施設の考えに基づき使用されているが，薬剤師が重要な役割を果

たしている．参考となる資料を以下に示す．

① 医師の処方した薬剤の使用が，未承認の医薬品の使用若しくは適応外又は禁忌等の使用方法に該当するか否かを把握すること．

② ①の使用に該当する場合には，薬学的知見に基づき，必要に応じて処方した医師等に対して処方の必要性や論文等の根拠に基づくリスク検討の有無，処方の妥当性等を確認すること．

③ ①②の結果を踏まえ，必要に応じて処方した医師等に対し処方の変更等の提案を行うとともに，その結果を医薬品安全管理責任者に報告すること．

〔医療法の一部を改正する法律の一部の施行について（平成五年二月一五日　健政発第九八号）より抜粋[2]〕

上記は医療法施行規則において，特定機能病院に対して求められていることであるが，適応外使用であっても条件を満たせば使用が認められることを示したものであり，それ以外の病院であっても，適応外使用を行う上で，参考にされたい．

再生医療等製品の最適使用推進ガイドライン[3]では，CRS に対して，トシリズマブ，ステロイド薬（デキサメタゾン，メチルプレドニゾロン），シクロホスファミド，免疫グロブリン，抗ヒト胸腺細胞ウサギ免疫グロブリン等の記載がある．トシリズマブは適応があり，デキサメタゾンとメチルプレドニゾロンは厳密には適応がないが，様々な炎症性疾患に使用されている．一方，シクロホスファミドや抗ヒト胸腺細胞ウサギ免疫グロブリンは CRS に対する適応がなく，ハイリスクな薬剤である．このような薬剤を適応外使用する場合は，ガイドラインを参考に，必要性や用法用量の妥当性を確認の上，使用する必要がある．本院では，ハイリスクな薬剤であってガイドラインに記載がないもの，もしくは記載があってもエビデンスが十分ではない適応外使用については，複数の医師と薬剤師で検討し，使用の適否を決定する体制をとっている．

## ▶不具合に関する対応

CAR-T 細胞療法の特徴の一つに，投与に至るまでの工程の複雑さがある．患者からアフェレーシスにより T 細胞を採取し，製造施設への発送と返送といった通常の医薬品と異なる工程が存在しており，エラーが発生すると治療が遅れるため，患者に与える影響は大きい．当院でも実際にエラーを経験してい

る．これに対し，製薬会社に改善を申し入れるとともに，医薬品・医療機器等安全性情報報告制度に基づき医薬品医療機器総合機構（PMDA）へ報告した．医薬品，医療機器，再生医療等製品に関する副作用・感染症・不具合の報告は，医薬品，医療機器等の品質，有効性及び安全性の確保等に関する法律（医薬品医療機器法）で定められたものであり，全ての医療機関及び薬局等が報告対象者となっている．自施設で発生した副作用や不具合は他の施設でも発生する可能性がある．各施設がPMDAを通じて不具合が重篤な副作用事例を共有することで，医薬品の改善や安全性の向上につながるため，積極的な報告が求められている．

**【参考文献】**

1) 医療法施行規則第九条の二十の二第一項第七号ロの規定に基づき高難度新規医療技術について厚生労働大臣が定める基準（平成二十八年六月十日　厚生労働省告示第二百四十六号）．(https://www.mhlw.go.jp/web/t_doc?dataId=80ab5443&dataType=0&pageNo=1)
2) 医療法の一部を改正する法律の一部の施行について（平成五年二月一五日　健政発第九八号）．(https://www.mhlw.go.jp/web/t_doc?dataId=00ta6263&dataType=1&pageNo=1)
3) 最適使用推進ガイドライン（再生医療等製品）．(https://www.pmda.go.jp/review-services/drug-reviews/review-information/ctp/0011.html)

〈山本　崇〉

## 6-1 ●構築すべきシステム

# 3 OJT に基づいた人材教育

### ここがポイント

- ☑ 細胞療法をより多くの患者さんに届けるためには，専門スキルをもった人材が必要
- ☑ OJT により経験に基づいたノウハウや知識を効率よく学ぶことができる
- ☑ 計画的で体系的な教育システムの PDCA サイクルを回し続けることが大切

## はじめに

　当院では患者さん中心に各部門が連携した医療を提供する「チーム CAR-T」を立ち上げたことは Chapter 2 で述べられているが，質の高い最先端の医療を安全に提供するためには，個々の専門職の役割を理解し，それぞれの専門スキルを磨くことが不可欠である．そのため各部門が主に OJT による人材教育をし，専門のエキスパートを育成している．

## ▶OJT とは

　OJT とは「On-the-Job-Training」の略語であり，新人や業務未経験者に必要なスキルや知識を，上司や先輩などのトレーナー（OJT 担当者）が実務を通して指導していく教育方法である．OJT のベースとなる基本的な考え方は，第一次世界大戦時の造船所でチャールズ・R・アレン氏によって開発された「4段階職業指導法」だといわれている．彼はそれまでの主流であった職業訓練施設における集団教育の限界を感じ，職務現場における実地訓練を提唱して，やってみせる（Show）→説明する（Tell）→やらせてみる（Do）→確認および追加指導（Check）という4段階からなる職業指導法を開発した．

　OJT は実際の業務を通した教育方法であり，経験に基づいたノウハウや知識を効率よく学べるだけでなく，指導する側である OJT 担当者にとっても自身の業務見直しや部門間の連携などあらためて学ぶ機会にもなる．また，そこ

には必ずコミュニケーションが存在することも，チーム医療を実践するうえで大切な基盤になると考える．

## ▶細胞培養加工施設（CCMT）での取り組み

細胞培養加工施設（CCMT）では，細胞調製に関わるスタッフの教育をOFF-JT（Off the Job Training）である講義形式の教育と，OJTによる実務訓練を併用することで，スタッフの技術向上および，いつ，だれが，作業しても質の高い細胞調製ができることを目指して活動している．

### （1）施設入室のための教育訓練

全3回の座学講習（OFF-JT）および入退室訓練（OJT）を基本セットとし，求められる業務に応じた教育訓練を計画する．教育訓練計画書・記録書 図1 に教育訓練の計画の例を示す．

教育訓練責任者は，対象者個人の業務に必要な教育項目をチェックし，教育訓練内容，各項目に適任な指導者を指名し教育訓練の計画をする．指名された指導者は教育訓練を実施し，実施の記録を残す．

また，すべての教育訓練終了後には教育訓練確認テスト 図2 に示す確認テストをGoogleフォームで送信し，テストに回答してもらうことで受講者の理解度把握および教育訓練の評価をし，求めるレベルに達していないと判断された場合，CCMTの衛生管理区域への入室を認めないこととしている．

### （2）細胞調製のための教育訓練

CAR-T細胞療法が導入された企業治験の段階において，細胞調製を行うスタッフは，これまで輸血製剤の調製や造血幹細胞の凍結・調製を行っていた臨床検査技師が実施していた．凍結バックの種類などの違いからエアー抜き作業などいくつかコツのようなものがあったが，手技が共通しており大きな障害なく調製することができた．

そして，細胞療法の種類も増えたことにより，CCMTにも新しく細胞調製スタッフが入職することとなり，アフェレーシス産物の調製作業に従事するにあたりどのような教育訓練が必要かを考えた．そこで，OJTはトレーナー（OJT担当者）と新人が1対1で指導ができ，新人の個性や強みなどを把握しやすいことからOJT教育を実施することとした．

まず，新人の「できること」「できないこと」を把握することから始めた．研究室での細胞培養経験がありピペッティング技術など基本的技術は身についていたが，試薬瓶からシリンジで定量採取する操作の経験がなく，針刺し事故

教育訓練に関する手順書
419 別紙 1: 教育訓練計画書・記録書
Ver.3 (2022.04)

| 対象プロジェクト | プロジェクトNo.1 | 製造管理責任者 | 京大　太郎 |
|---|---|---|---|
| 受講者名 | 京大　次郎 | | |

【実施計画】

| 教育訓練スケジュール | | |
|---|---|---|
| 日付 | 内容 | 指導担当者 |
| yyyy 年 mm 月 dd 日 | CCMT 概略説明および GMP 概論 | 山田 |
| yyyy 年 mm 月 dd 日 | CCMT3 基準書 (衛生管理・製造管理・品質管理) | 鈴木 |
| yyyy 年 mm 月 dd 日 | CPC における無菌操作 | 田中 |
| yyyy 年 mm 月 dd 日 | 入退室訓練 | 田中 |

| 教育訓練到達目標 |
|---|
| GMP 概論および CCMT の 3 つの基準書を理解したうえで，プロジェクトNo.1 の製造担当者として CCMT 内での作業を遂行できること |

【教育訓練項目と評価】

| 対象者 | 業務の内容 | 計画 | 必要な教育訓練 | 実施 | 評価 |
|---|---|---|---|---|---|
| 共通<br>(全員) | 基本作業 | ☑<br>☑<br>☑<br>☑<br>☑ | GMP 概論の理解<br>関連法の理解<br>CCMT 製造・衛生・品質管理手順書の内容理解<br>無菌・バイオセーフティーに関する基礎知識<br>手洗い・消毒，1 次ガウニング方法の実地訓練 | ☑<br>☑<br>☑<br>☑<br>☑ | A |
| 製造作業担当者 | 製造作業 | ☐ | 特定細胞加工物標準書および当該標準作業手順書 (SOP) の内容理解 | ☐ | |
| | 製造設備の点検 | ☑ | 点検方法の理解 | ☑ | A |
| | 細胞加工室への入退室 | ☑ | 2 次ガウニング方法，清掃作業の実地訓練 | ☑ | B |
| | 環境モニタリング・品質検査 | ☑ | 各種品質検査のためのサンプリング方法の理解 | ☑ | B |

**図1　教育訓練計画書・記録書**

教育訓練に関する手順書
419 別紙 1：教育訓練計画書・記録書
Ver.3 (2022.04)

| 品質管理<br>担当者 | 試験検査業務 | ☐ | 各種試験方法の理解，当該標準作業手順書の理解，計測機器の使用方法の理解 | ☐ | |
| | 試験設備の点検 | ☐ | 点検方法の理解 | ☐ | |
| 施設管理<br>担当者 | 施設管理 | ☐ | 製造設備機器・モニタリング機器等の保守点検方法 | ☐ | |
| その他 | その他 | ☐ | その他必要な教育訓練<br>（　　　　　　　　　　　　） | ☐ | |

評価は以下の区分とする．
A：教育訓練に対する目標レベルを十分に達成した
B：教育訓練に対する目標レベルは満たした
C：教育訓練に対する目標レベルに達していない

☑上表のうち，必要な教育訓練の実施欄にすべて ☑ され，かつその評価に C がないことを確認すること
（製造作業および製造設備の点検については該当プロジェクトでの OJT 教育も認める）

☑再教育訓練の必要性評価　　　　　　必要　・　(不要)

教育訓練完了日；　　yyyy 年 mm 月 dd 日

教育訓練受講者；　　京大　次郎

教育訓練責任者；　　山田　三郎

承認日；　yyyy 年 mm 月 dd 日　　　　施設管理者；　京大　京子

**図1** **教育訓練計画書・記録書（つづき）**

のリスクもあることから徹底的にシリンジ操作の練習を行った．そのうえで，はじめは，トレーナーの調製作業の見学（Show），次に説明を受けながら見学（Tell）をし，全体の概要を掴んだうえで，出した課題は「GoPro を用いてトレーナーの手技を撮影し画像を編集する」というものであった．自ら撮影することで，大事な手技のポイントにズームアップするなどの工夫をしたり，編集作業をすることで，各工程を時系列に整理でき，何より何度もその映像を見返すことで，現場では学びきれなかったことを把握できたという．その後は一緒に入室し自身でやれるところからやってみること（Do）を段階的に実施した．はじめは遠心分離工程のみ，次に凍結保護剤の調製まで，次に凍結保護剤の添

CCMT教育訓練確認テスト(基礎編)

全部で10問あります。全問正解を目指してがんばってください。

アカウントを切り替える

*必須

メールアドレス *

メールアドレス

【質問 1】再生医療に関する法律について、間違っているものを１つ選んでください。 10ポイント

○ 再生医療に関する臨床研究や自由診療を実施するために遵守しなければならない法律は「再生医療等の安全性の確保等に関する法律」である

○ 臨床研究や自由診療で再生医療を提供する医師は、その提供前に「再生医療等提供計画」を提出しなければならない

○ 「再生医療等製品」を製造する場合は、「医薬品、医療機器等の品質、有効性及び安全性の確保等に関する法律」を遵守しなければならない

○ 医療機関内の特定細胞加工物製造事業者は届出のみであり、1年毎の特定細胞加工物製造状況定期報告書の提出も不要である

【質問2】清浄度管理について、間違っているものを１つ選んでください。 10ポイント

○ 清浄度レベルとは、環境空気の単位体積当たりに含まれる浮遊粒子数とモニタリング手法に応じた微生物コロニー数とによって区分された清浄度の階級である

**図2 教育訓練確認テスト**

加から凍結バックへの分注，エアー抜きまで，最後はプログラムフリーザーによる凍結保存までと，自分で「できること」を徐々に増やしていき，トレーナーに見守られた状態で一連の作業を一人でやれるように複数回こなした後は，トレーナーは何も口を出さず後ろから見守り一人でできることを確認（Check）して，調製作業者としての OJT を修了し，問題なく調製作業ができるようになった．現在では 20 例を超える症例のアフェレーシス産物処理をこなしており，スムーズな OJT が実践できたのではないかと考えている．

## ▶OJT と PDCA サイクル

筆者が大学卒業後に民間企業で働き始めた頃，集団研修終了後に配属先が決定し，これからは OJT で……と言われた際，「とりあえず現場に出て，現場で



JCOPY 498-22544

学べることを自ら学べ！」といった，まるで社会の荒波にでも放り出されたような，不安を覚えた記憶がある．しかし，何も OJT はそのような荒々しい教育方法ではなく，先輩が新人のためにどうすべきか？　どこまで仕事を負担させ，無理のないよう，かつ即戦力として使えるようにするためにはどうすればいいのかを考えてくださっていたことを，後に自身が先輩という立場になって初めて知ることとなり，さらには OJT のあり方について考えることで自身のスキルアップにも繋がったように思う．

　このように OJT による教育は，目標設定やオリジナルの育成計画を立案しながら，レベルに合ったカスタマイズが可能で，個人のタイプに合わせて指導を行うこともできるため，専門スキルを身につけるためにはとても効果的な教育方法であると考える．

　しかし，トレーナーの教える能力によって効果の差が出る，業務が忙しいと新人が放置される可能性があるというデメリットもある．つまり，ただ OJT を取り入れればいいという訳ではなく，教育訓練責任者による教育計画のもと，トレーナーの指名や効果の確認など，計画的で体系的な教育システムの中で OJT を取り入れる必要がある．


　厚生労働省の「能力開発基本調査」[1]によると，平成 27 年度から平成 30 年度の調査において，正社員および正社員以外のいずれにおいても，「OJT を重視する」「OJT を重視するに近い」と回答した企業はいずれも 70％を超えており，従業員育成に対する企業の意欲の高さが伺える．一方で，「計画的な OJT を実施した」と答えた事業所の割合は，令和 3 年度調査結果にて，正社員で 59.1％，正社員以外では 25.2％となっており，OJT を重視するが，実際に計画的な OJT を実施するには障害もあるというのが実情のようである．

　OJT を効果的に実施するためには，まずは教育を計画（Plan）することが肝心であり，それを実行（Do），評価（Check），改善（Action）の実践が重要である．ここまでで最初の計画（Plan）で立てた成長目標が一つ達成され，OJT における PDCA の 1 サイクルが完了する．1 サイクルの結果を踏まえ，以降の計画作成の参考にすることで，OJT の内容や PDCA の精度が向上する．このように，計画的で体系的な教育システムの PDCA サイクルを回し続けることが肝要である．

## ▶細胞療法を促進するために

　CAR-T細胞療法をはじめとする細胞療法は，まだまだ始まったばかりの新しい治療方法であることから，世界中で多くの研究者や医師，技術者が新たな発見をし，技術を開発し，その検証や応用に取り組んでいる．一方でその技術を実際の医療現場で患者さんに届けるための病院スタッフの数はかなり少なく，今後，もっともっと患者さんのもとへ細胞をお届けするためには，より多くの専門人材を育成していくことが不可欠である．

　細胞療法で取り扱う「細胞」は生きており，これまでの低分子医薬品とは違う点が多く存在する．だからこそ細胞療法を支える様々なプロを育成することは大学病院の使命であり，OJT教育に基づいた地道な人材育成が必要である．

【参考文献】
1) 能力開発基本調査 [Internet]. 厚生労働省. [cited 2022 Dec 22]. Available from: https://www.mhlw.go.jp/toukei/list/104-1.html

〈松井恵子〉

## 6-2 ●将来展望

# 1 新規細胞療法の臨床開発

### ここがポイント

☑ 固形がんに対する CAR-T 細胞療法の臨床開発が試みられている
☑ 当院においても，固形がんに対する CAR-T 細胞療法の治験を実施している

## はじめに

　キメラ抗原受容体抗体（chimeric antigen receptor, CAR）-T 細胞療法は，CD19 を標的とした再発・難治性のびまん性大細胞型 B 細胞リンパ腫，B 細胞性急性リンパ芽球性白血病や，B 細胞成熟抗原（B cell maturation antigen, BCMA）を標的とした再発・難治性の多発性骨髄腫といった血液腫瘍に対して広く日常臨床で用いられている．その一方で，様々な分子を標的とした固形がんに対する CAR-T 細胞療法の臨床開発が試みられているが，現時点では標準治療を凌駕する治療効果を示したものはない．固形がんは，血液腫瘍とは異なる増殖形式や多様性，がん微小環境などが背景にあるため，これらを克服すべく様々な工夫を加えて CAR-T 細胞療法の開発が進められている．本稿では，固形がん CAR-T 療法の開発状況と当院における固形がん CAR-T 療法の治験実施体制について紹介する．

## ▶固形がん CAR-T 療法の開発状況

### （1）開発状況

　2022 年 12 月現在，ClinicalTrial.gov（http://clinicaltrials.gov）に登録されている進行中の CAR-T 細胞療法試験は約 680 にのぼる．中国とアメリカから登録された試験数が突出しており，この二か国で 8 割近くの開発が行われている．そのうち，固形がんに対する CAR-T 療法は 66 試験が登録されているが，そのほとんどは中国と米国で進行中である．本邦においても，HER2, Mesothelin, Glypican-3 や GM2: ganglioside monosialic 2 を標的とした固形がん CAR-T 療

**表1** 固形がんに対する CAR-T 療法の治療成績

| | 対象がん腫 | CAR-T標的抗原 | 登録数(人) | PR(人) | CR(人) | 病勢制御率(%) | mPFS(か月) | 前処置化学療法の有無 |
|---|---|---|---|---|---|---|---|---|
| 1) | 軟部肉腫 | HER2 | 17 | 0 | 0 | 24 | — | — |
| 2) | 胆道がん | EGFR | 17 | 0 | 1 | 65 | 4.0(範囲, 2.5-22) | Nab-PTX (100-250mg/m²) + CTX (15-35mg/kg) |
| 3) | 膠芽腫 | HER2 | 16 | 1 | 0 | 50 | | |
| 4) | 胆道がん・膵がん | HER2 | 11 | 1 | 0 | 55 | 4.8(範囲, 1.5-8.3) | Nab-PTX (100-200mg/m²) + CTX (15-35mg/kg) |
| 5) | 神経芽細胞腫 | GD2 | 11 | 1 | 3 | 45 | — | — |
| 6) | 結腸直腸がん | CEA | 10 | 0 | 0 | 70 | | FLU: 25mg/m² + CTX: 300 or 900mg/m² |
| 7) | 悪性胸膜中皮腫 | Meso-thelin | 27 | 5 | 2 | 79 | — | CTX: 1500mg/㎡ |
| 8) | 胃がん・膵がん | CLDN18.2 | 37 | 18 | 0 | 73 | 3.7(範囲, 2.6-5.4) | FLU: 25mg/㎡+CTX: 250mg/㎡+Nab-PTX: 100mg/m² or GEM: 1000mg/m² |

CAR-T: chimeric antigen receptor T, PR: pertial remission, CR: complete remission,
mPFS: median progression free survival, HER2: human epidermal growth factor receptor 2,
EGFR: epidermal growth factor receptor, Nab-PTX: nanoparticle albumin-bound paclitacel,
CTX: cyclophosphamide,

法の治験が登録されている（2023/1/5時点）．

　固形がん CAR-T 療法の，一定の登録患者数のある主な phase 1 試験の報告について示す **表1**．いずれの試験においても，ある程度の病勢制御を示しているものの，奏効が得られている患者数は少数である[1]．寛解も見込める血液腫瘍に対する CAR-T 療法と比較すると，現時点ではその治療効果に大きな隔たりがある．有害事象に関しては，固形がん CAR-T 療法では正常組織に対する重篤な on-target/off-tumor 有害事象が不可避と考えられている．その理由としては，標的とするがん抗原のほとんどが正常組織にもある程度発現しているからである．さらに，CAR-T 細胞療法特有の免疫関連有害事象（cytokine release syndrome, CRS; immune effector cell-associated neurotoxicity syndrome, ICANS）に対しても対応する必要がある．2010 年代に実施されたものでは CRS の概念が浸透していたかどうか不明であり，発熱やインフルエンザ症状として報告されていた可能性もあるが，最近の試験結果から grade 3 以上

| Grade 1/2<br>主要な有害事象 | Grade 3/4<br>主要な有害事象 | 著者，年 |
|---|---|---|
| 疲労（15.8%），悪心（26.3%），インフルエンザ様症状（10.5%），発熱（5.3%） | 貧血（5.3%） | Ahmed et al., 2015 |
| 発熱，疲労，貧血（84.2%），血小板数減少（26.3%），悪心（15.8%） | リンパ球数減少（84.2%），血小板減少（5.3%），発熱（15.8%） | Guo et al., 2018 |
| リンパ球減少（41%），好中球数減少，悪心，嘔吐，痙攣（12%） | リンパ球数減少（12%），好中球数減少，疲労（6%） | Ahmed et al., 2017 |
| 発熱（90.9%），貧血，リンパ球数減少（27.3%），疲労（36.4%） | リンパ球数減少（54.5%），発熱（9.1%） | Feng et al., 2018 |
| 発熱，局所の疼痛（18.1%） | — | Louis et al., 2011 |
| 発熱，胃痛（20%），嘔吐（10%） | リンパ球数減少（90%），好中球数減少（50%） | Zhang et al., 2017 |
| 発熱，疲労（52%），CRS（26%），悪心（15%） | リンパ球数減少（81%），好中球数減少（96%），貧血（22%） | Adusumilli et al., 2021 |
| CRS（94.6%），食欲低下（32.4%），悪心（54.1%），下痢（27%），腹痛（18.9%） | リンパ球数減少（100%），好中球数減少（67.6%），貧血（40.5%），血小板数減少（16.2%） | Chansong et al., 2022 |

GD2: disialoganglioside 2, CEA: carcinoembryonic antigen, FLU: fludarabine,
CRS: cytokine release syndrome, GEM: gemcitabine

(Marofi F, et al. Stem Cell Res Therapy. 2022; 13: 140[1] より改変)

1 新規細胞療法の臨床開発

の重篤な免疫関連有害事象の発生頻度は低いが，grade 1/2 の CRS は固形がんにおいてもある程度発生すると認識すべきである 表1 ．一部の試験結果から，grade 1/2 の CRS の頻度はそれぞれ，26%と94%と報告されている．Grade 3 以上の CRS の報告がないとはいえ，その有害事象対策は血液腫瘍で得られた経験を十分に活かし備えるべきである．例えば米国移植細胞治療学会コンセンサスは大変参考になる[2]．また CAR-T 療法の前処置化学療法では FC（fludarabine＋cyclophosphamide）療法が頻用され，長期の G4 リンパ球減少をきたすが，固形がんに対する薬物療法では使用頻度の少ないレジメンであり，細胞性免疫の低下に伴う合併症（ニューモシスチス肺炎など）対策として予防投薬などにも注意が必要である．

## (2) 固形がんの CAR-T 細胞からの逃避機構

　固形がんにおいて，血液腫瘍に示されるような CAR-T 療法の治療効果が示されていない理由として，免疫抑制に働くがん微小環境（tumor microenviron-

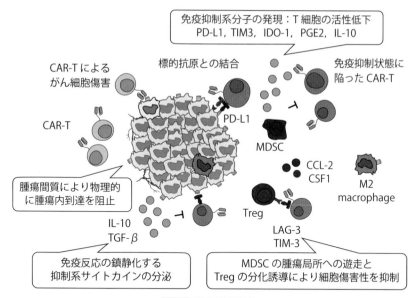

免疫抑制系分子の発現：T 細胞の活性低下
PD-L1, TIM3, IDO-1, PGE2, IL-10

標的抗原との結合

免疫抑制状態に
陥った CAR-T

CAR-T による
がん細胞傷害

CAR-T

PD-L1

MDSC

CCL-2
CSF1

M2
macrophage

腫瘍間質により物理的
に腫瘍内到達を阻止

IL-10
TGF-β

Treg

LAG-3
TIM-3

免疫反応の鎮静化する
抑制系サイトカインの分泌

MDSC の腫瘍局所への遊走と
Treg の分化誘導により細胞傷害性を抑制

**図1** 腫瘍微小環境

ment, TME)，がん抗原の多様性などが考えられている．前者については，がん組織内の間質（異常血管，がん細胞外基質や線維芽細胞組織など），浸潤免疫細胞とがん細胞とのネットワークが CAR-T 細胞を含めた免疫細胞からの逃避に関与していると考えられている **図1** [3]．がん細胞は，自ら PD-L1 などの抑制系タンパクを表出し，免疫細胞の細胞傷害機能から逃避する．また，がん間質は，物理的に CAR-T 細胞ががん組織内へ侵入することを防ぐバリア機能を果たすのと同時に，IL-10 や TGF-β などの免疫抑制系のサイトカインを分泌することで，直接的に CAR-T 細胞の細胞傷害機能を低下させる．さらに，CCL-2，CCL-5 や CSF1 を分泌することにより MDSC: myeloid-derived suppressor cells をがん局所に遊走させる．MDSC は，IL-10 や TGF-β の分泌に加え，Treg: regulatory T cells を分化・誘導させる働きを担う．このように，固形がんは，直接的ならびに MDSC などの抑制系免疫細胞を誘導する間接的な方法で，CAR-T 細胞から免疫逃避を図る TME を構築していると考えられている [4]．

## (3) 固形がん CAR-T 療法における工夫: 次世代 CAR-T 療法の開発

固形がんは多様な細胞集団であるため，CAR-T 療法の治療効果を高めるためには，増殖における中心的な役割を担い，かつ特異的な標的抗原を選択する

ことが重要である．一方で，がん細胞は標的抗原を自己調節することが可能であり，CAR-T 細胞を投与することで標的抗原を変異あるいは消失させることも報告されている．それゆえに，変異が多様な固形がんにおいては，標的抗原に特異的かつ効果的なアプローチをすることが難しく，克服すべき一つの課題

**表2** 現在進行中の固形がん CAR-T 療法における工夫

| 追加された要素 | 開発コンセプト | CAR-T デザイン | 対象がん腫 | 実施地域 | NCT number |
|---|---|---|---|---|---|
| 免疫 checkpoint 阻害 | 抗免疫 checkpoint 阻害抗体の表出 | 抗 CTLA-4/PD-1 抗体表出 MUC-1-CAR-T | 進行固形がん | 中国 | NCT 03179007 |
| | CRISPR-Cas9 使用による PD-1 遺伝子ノックアウト | PD-1 ノックアウト Mesothelin-CAR-T | 進行固形がん | 中国 | NCT 03747965 |
| | 抗 PD-L1 抗体分泌 scFv | 抗 PD-L1 抗体分泌 CD22-CAR-T | 進行固形がん，子宮頸がん，軟部肉腫，非小細胞肺がん | 中国 | NCT 04556669 |
| | 抗 PD-1 抗体分泌単鎖抗体 | 抗 PD-1 抗体分泌 Mesothelin-CAR-T | 大腸がん，卵巣がん | 中国 | NCT 04503980 |
| | Pembrolizumab 併用 | EGFRⅧ-CAR-T | 膠芽腫 | 米国 | NCT 03726515 |
| | Ipilimumab, Nivolumab 併用 | IL13Ra2-CAR-T | 膠芽腫 | 米国 | NCT 04003649 |
| サイトカイン分泌 | IL-15 | IL15 分泌 GPC3-CAR-T | 肝がん，横紋筋肉腫，軟部肉腫など | 米国 | NCT 04377932 |
| | IL-15, IL-21 | IL15+ IL21 分泌 GPC-3-CAR-T | 肝がん，横紋筋肉腫，軟部肉腫など | 米国 | NCT 04715191 |
| | IL-12 | IL12 分泌 MUC16-CAR-T | 卵巣がん | 米国 | NCT 02498912 |
| 毒性軽減 (CRS) | iC9 安全スイッチ | IL-15 分泌 iC9-GD2-CAR-T | 神経芽腫，骨肉腫 | 米国 | NCT 03721068 |
| リンパ球分化と持続性 | Aldesleukin 併用 | CD-70-CAR-T | 膵がん，腎がん，乳がん，悪性黒色腫，卵巣がん | 米国 | NCT 02830724 |
| | Rimiducid 併用 | PSCA-CAR-T | 去勢抵抗性前立腺がん | 米国 | NCT 02744287 |

CTLA-4: cytotoxic T-lymphocyte associated antigen 4, PD-1: programmed cell death 1, MUC1: mucin1, PD-L1: programmed cell death receptor-1, GPC-3: glypican-3, iC9: iCaspase9

(Marofi F, et al. Stem Cell Res Therapy. 2022, 13: 140[1] より改変)

**1 新規細胞療法の臨床開発**

となっている[5].

　CAR-T 細胞自体にも改良が加えられ，scFv 領域とζ鎖の間に共刺激分子（CD28，4-1BB の一方，あるいはその両者）が組み込まれた CAR が開発されている．これらは第二世代，第三世代 CAR と呼ばれ，細胞傷害活性と増殖能が高められている．また，がん免疫，細胞障害に補助的に働く分子もターゲットにする CAR-T 細胞[6]，あるいは従来型の CAR-T 細胞の効果を高める目的に，薬剤の併用を行っているものも見られる．（治験情報登録サイト情報より作成：　表2　）．

## ▶CAR-T 細胞の off-the-shelf 製剤

　血液腫瘍に比べて，肺がんや乳がん，大腸がんといった固形がんの患者数は圧倒的に多いため，医薬品開発のニーズは高く，根治が望めない再発・難治症例に対して開発が進められている．その中でも，一般的には標準治療に不応・不耐となった症例が新規治療治験の対象となることから，CAR-T 療法においてアフェレーシス，細胞製剤製造，前処置化学療法，細胞製剤投与に 1 〜 2 か月の時間がかかるという現実は，対象症例の選択に大きな影響を与える．アフェレーシスや製品製造工程におけるスロットの確保，関連部署の多大な労力，コストも重要な課題である．これらの課題を解決しうるものとして「off-the-shelf」化された CAR-T 製剤が期待されている．現在の CAR-T 療法の過程における前処置化学療法から開始できることになり，期間短縮とそれに伴う対象症例の拡大，労力削減，低コスト化が見込まれる．血液腫瘍では，CD33 陽性骨髄性白血病を対象とした off-the-shelf CAR-NK 細胞療法の試験が進行中である（NCT05008575）.

　固形がんでは，がん抗原エピトープ・HLA 複合体を CAR-T 細胞に遺伝子導入する方法などが研究されている．がん細胞特異的な，がん精巣抗原エピトープ・HLA 複合体や，KRAS G12 変異のような患者間で保存されたドライバー変異由来ネオアンチゲンの遺伝子導入を行う手法などが前臨床で試みられている[7].

　一方，off-the-shelf 化した同種 CAR-T 細胞の製造には，健常人ドナーから採取した末梢血 T 細胞を用いるため，拒絶反応と GVHD（graft-versus-host-disease）を回避する工夫が必要である．ゲノム編集により，拒絶反応を防ぐために HLA 遺伝子を導入し，GVHD を防ぐために内因性 TCR 遺伝子を不活化することが可能となっている．また，健常人末梢血 T 細胞から得た iPS 細胞

を分化誘導して，活発な細胞分裂能を持つ iPS-T 細胞を凍結保存（バンキング）しておき，必要に応じて遺伝子導入を行うことで，CAR iPS-T 細胞を製造する方法も研究されている[8]．いずれも対象は CD19 陽性 B 細胞性腫瘍であるが，これらの方法で早期試験が開始されている（NCT0366000, NCT04629729）．今後，固形がんへの展開にも期待したい．

## ▶当院の取り組み，固形がん細胞療法チームの結成

　現在，本邦においても，限られた施設で固形がんを対象とした CAR-T 療法の治験が行われている．当院においても実施しているので，受け入れにあたり行った体制整備について紹介する 図2 ．

　固形がん細胞療法チームのメンバーは，早期臨床試験専門病棟である Ki-CONNECT（次世代医療 iPS 細胞治療研究センター）専属・専任診療科である早期医療開発科医師（がん薬物療法専門医），Ki-CONNECT 看護師長，血液内科の細胞療法担当医師，細胞調製施設を統括する血液内科医師，アフェレーシスを統括する腎臓内科医師，臨床研究コーディネーターユニット長とした．それぞれの治験においては，上記チームメンバーに加えて，将来的に固形がん CAR-T 療法が日常臨床で用いられることを想定し，対象がん腫を扱う各診療科医師も分担医師として加わり，情報と経験を共有している．また上記メ

1 新規細胞療法の臨床開発

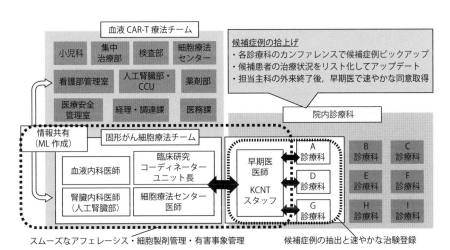

**図2 固形がん細胞療法チームの関係図**
KCNT: Ki-CONNECT

ンバーの多くは，すでに院内に構築されていた血液腫瘍 CAR-T 療法チームに所属していたため，彼らに有意義なアドバイスを受けながら，効率的に固形がん細胞療法チームや院内フローを構築することができた．さらに CAR-T 療法に特徴的である CRS や ICANS を発症して重篤化した場合には，集中治療部や神経内科，必要時には医療安全管理室への相談・報告などの有害事象対応が必要となるが，治験症例の治療開始連絡フローや関連各所への有害事象コンサルトを含む対応フローなどについても，血液腫瘍 CAR-T 療法チームのアドバイスによりスムーズに構築することができた．また，保険診療で行われている血液腫瘍 CAR-T 療法との院内予約枠（アフェレーシス，細胞調製施設）の共有は，CAR-T 療法実施件数が多い施設ほど重要となり，当院では細胞調製施設を統括する血液内科医師が中心となり，保険診療と治験の両者におけるスロット管理を密に行っている．

　また，固形がん CAR-T 療法の安全な治験実施にあたって，早期医療開発科医師と Ki-CONNECT 看護師は，アフェレーシス，CAR-T 製剤投与の現場（血液内科病棟）で研修を行った．実際に，投与までの長期にわたる経過や，有害事象の対応や管理方法，観察項目などを確認し，Ki-CONNECT でのフローを標準化することで，最大限の安全性の確保と治験における逸脱の回避に繋がる体制を構築することができた．また，Ki-CONNECT ではもともと定期的に，予期せぬ重篤な有害事象発生に対する研修，訓練を行っているが，固形がん CAR-T 療法治験開始にあたっても，模擬患者を用意して，実際に集中治療部までの動線を確認するなどの訓練も行った．

　実際の治験運用には，関連診療科との定期的なカンファランスにおける候補患者の抽出，同意取得，スクリーニング検査による適格性判断，登録，アフェレーシス・細胞製造施設・細胞調製施設の予約枠の確保，アフェレーシス，製品製造，リンパ球除去化学療法，製品輸送・受領，製品の投与，有害事象管理，効果判定，長期フォローなど，多数のステップがある．これらを円滑に進めるには院内関連部署・診療科だけでなく，治験依頼者，CRO: Contract Research Organization（医薬品開発業務受託機関），細胞製造施設を含めた密な連携構築が必須である．そのような運用にはハブとなるメンバーが必要と考えられるが，当院では早期医療開発科がその役割を担うことで，すべての工程が円滑に進んでいる．このような体制やフローは，CAR-T 療法の拡大する保険適応や，治験の本数や内容によって，より安全で効率的な運用ができるよう適宜見直しがされるべきであり，普段からチーム内で密にコミュニケーションをとっていくことが非常に重要と考えている．

JCOPY 498-22544

## 【参考文献】

1）Marofi F, Achmad H, Bokov D, et al. Hurdles to breakthrough in CAR T cell therapy of solid tumors. *Stem Cell Res Therapy.* 2022, 13: 140.

2）Yakoub-Agha I, Chabannon C, Bader P, et al. Management of adults and children undergoing chimeric antigen receptor T-cell therapy: best practice recommendations of the European Society for Blood and Marrow Transplantation（EBMT）and the Joint Accreditation Committee of ISCT and EBMT（JACIE）. *Haematologia.* 2020; 105: 297-316.

3）Scarfo I, Maus MV. Current approaches to increase CAR T cell potency in solid tumors: targeting the tumor microenvironment. *J Immunother Cancer.* 2017; 5: 28.

4）Rodriguez-Garcia A, Palazon A, Noguera-Ortega E, et al. CAR-T cells hit the tumor microenvironment: strategies to overcome tumor escape. *Front Immunol.* 2020; 11: 1109.

5）O'Rourke DM, Nasrallah MP, Desai A, et al. A single dose of peripherally infused EGFRvIII-directed CAR T cells mediates antigen loss and induces adaptive resistance in patients with recurrent glioblastoma. *Sci Transl Med.* 2017; 9:eaaa0984.

6）Wei J, Han X, Bo J, et al. Target selection for CAR-T therapy. *J Hematol Oncol.* 2019; 12: 62.

7）Sim MJW, Lu J, Spencer M, et al. High-affinity oligoclonal TCRs define effective adoptive T cell therapy targeting mutant KRAS-G12D. *Proc Natl Acad Sci USA.* 2020; 117: 12826-12835.

8）Depil S, Duchateu P, Grupp SA, et al. 'Off-the-shelf' allogeneic CAR T cells: development and challenges. Nat *Rev Drug Discov.* 2020; 19: 185-199.

〈深堀 理　中島貴子〉

新規細胞療法の臨床開発 1

## 6-2 ●将来展望

# 2 リアルワールドデータ解析による治療成績の向上

### ここがポイント

☑ リアルワールドデータの解析によって，積み重ねた症例経験を可視化できる

☑ 診療上の運用や取り決めの設定・見直しの根拠としても重要なエビデンスとなる

☑ たとえ少数例であっても臨床現場の疑問にデータで答え，即座に臨床現場に還元することが，新規治療発展の一番の近道

### はじめに

　CAR-T細胞療法が始まった当初は，毎回が「お祭り騒ぎ」であった．アフェレーシスができた（できなかった），製造がうまくいった（失敗した），投与時の病勢が制御できていた（いなかった），あるいは，投与後のCRSが軽かった（重かった），さらには治療効果があった（なかった）と症例毎に全てのイベントに一喜（一憂）する日々で，全体を俯瞰して冷静に解析する余裕はなかった．しかし，症例数が増え，CAR-T細胞療法が「日常診療」に組み込まれていくにつれ，安全かつ効率的な運用を目指すために様々なデータの裏付けが必要となり，そのためには日常診療における治療成績の解析，すなわち「リアルワールドデータ解析」が重要となる．本稿では，京都大学病院において，これまでCAR-T細胞療法に関して行ってきたリアルワールドデータ解析を紹介し，それがどのように治療成績の向上に役立ちうるかを概説する．

### ▶臨床現場からのクリニカルクエスチョン

　リアルワールドデータの解析は，いつも印象的な症例がきっかけとなり始まる．まずは自験例を一例紹介したい．症例はB-ALLの20歳台男性で，臍帯血移植2回後の再発に対して，他院よりCAR-T細胞療法の紹介を受けた．化学療法の隙間をぬって，何とかリンパ球のアフェレーシスを行い，製造にも成

功した．しかし，アフェレーシス後のブリッジング療法には不応で，状態は徐々に増悪，正常血球はほぼゼロ，骨髄 full blast の状態で tisa-cel をリンパ球除去化学療法なしで投与した．投与数時間後より 39 〜 40℃台の発熱を認め，トシリズマブ投与でも全く解熱せず，血圧低下も伴ったため CRS グレード 2 と判断して，ステロイド投与を開始した．Day 2 より腫瘍崩壊症候群に伴う急性腎不全や代謝性アシドーシスを合併したため透析を行った．投与後より徐々に低フィブリノゲン血症を伴い，新鮮凍結血漿を day 10 より投与したが，10 〜 20 単位を連日補充して，ようやく 100mg/dL を保てる状態であった．容量負荷を考え，クリオプレシピテート製剤を適宜使用した．また，腎不全にもかかわらず iP（リン）が著明低値で，こちらも連日補充した．CRS が収まるにつれ，透析は離脱可能となり，またフィブリノゲン値や iP 値も徐々に改善を認めた．経過中，出血や血栓形成，筋融解などのエピソードは認めなかった．投与 14 日目に行った骨髄検査では腫瘍細胞を認めず，tisa-cel の著明な効果を確認した 図1．全身状態の回復をまって，紹介元に転院し，長い骨髄抑制期間を経て，自宅退院が可能となった．最終的には原疾患の再発を認めた．

　本症例は，京都大学病院における約 30 症例目であり，それまで比較的順調に症例を積み重ねてきた時期に当たるが，このような難治例を経験し，一度立ち止まって考えてみると，一連の CAR-T 細胞療法の運用における問題点・課題が浮き彫りになってくる．この時点で取り組むべき課題（クリニカルクエスチョン）と考えられたのが，①アフェレーシス効率や製造効率の事前予測と改善，②投与後の凝固異常症や電解質異常の頻度調査・原因解析・事前予測，そして，③長期的な再発率や予後予測である．

　このうち，以下では②と③を紹介する．①アフェレーシス効率と製造効率については，別項（3-1 ● 2）を参照にされたい．

## ▶投与後の凝固異常症[1] 図2

　免疫反応によるサイトカイン放出症候群（CRS）やそれに伴う神経毒性（ICANS）は，これまで多くの検討がなされてきた．しかし，CRS 関連凝固障害は，重度の CRS を合併した ALL においてはしばしば経験するが，いまだ原因や病態がはっきりとは解明されていなかった．CAR-T 細胞投与によって放出される大量の炎症性サイトカインにより，もともとは血栓形成を防ぐ作用を持つ血管内皮細胞が傷害を受けることで，血栓症や消費性凝固障害が引き起こされることが推測されるが，証明はされていない．ALL の場合，CRS 時に輸血

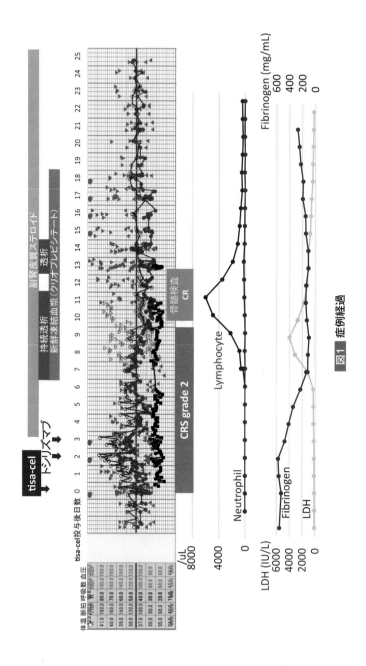

図1 症例経過

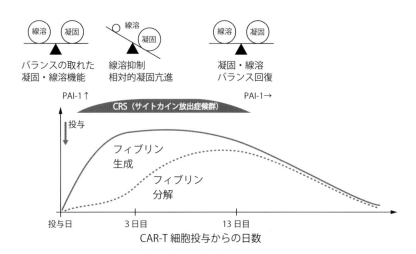

**図2** サイトカイン放出症候群に伴う凝固異常の病態解析
(Yamasaki-Morita M, et al. Blood Adv. 2022; 6 (14): 4216-4223[1] より改変)

や透析など治療介入が多く，病態の評価が難しいのがその一因である．

そこで，我々は，DLBCL に限定して，リンパ球除去化学療法前，tisa-cel 投与 3 日後，13 日後の凝固線溶マーカーの変化を解析した．解析の結果，1 例を除き軽度の CRS を合併し，リンパ球除去前と比較し，CRS 発症初期（3 日後）においては，炎症マーカーに加えて，線溶抑制マーカーである PAI-1（total PAI-1）が約 2 倍という有意な上昇を示した．凝固活性化マーカーも上昇を認めたことから，CRS 発症初期においては，PAI-1 上昇による線溶抑制と，それによる相対的過凝固状態にあることがわかった．CRS が沈静化した投与 13 日後には，total PAI-1 もリンパ球除去化学療法前の値まで低下し，線溶抑制状態は解消したことが示唆された．一連の反応の端緒となった PAI-1 は，炎症に伴い血管内皮細胞から放出されることが知られており，今回も CRS を契機に増加したと推測している．

本研究によって，DLBCL においても，通常の検査値異常に現れないレベルで凝固異常が確実に起こっていることが示された．同時に，本コホートにおいては，血管内皮障害や血栓症の明らかな発症は認めず，新鮮凍結血漿投与などの治療による影響を受けない CRS 関連凝固異常の自然史を観察でき，CRS 関連凝固障害の原因や病態解明の一助となった．B-ALL はもちろん，DLBCL であっても，腫瘍量が多い・骨髄病変があるなど，CRS ハイリスク症例では，CAR-T 細胞療法初期には線溶抑制・凝固亢進状態になることを十分に理解し，

絶え間ないモニタリングが重要である．また，消耗性に起こる低フィブリノゲン血症に備えて，新鮮凍結血漿（できれば，クリオプレシピテート）の十分な準備も必要であろう．

## ▶投与後の電解質異常[2) ] 図3

　CAR-T 投与後の CRS に関して，治療前時点での残存病変の量などの患者背景により CRS を予見する試みが行われているが，CAR-T 細胞療法の経過中にリアルタイムに有用となる指標（バイオマーカー）はほとんど知られていない．そこで，本研究では，DLBCL 症例を対象に，CAR-T 細胞投与前日と投与3 日後での採血結果の変動を解析した．その結果，血清リン（iP）値，カリウム（K）値，マグネシウム（Mg）値のみが CAR-T 細胞投与前と比べて，10%以上の変動を認めていることがわかり，さらに 3 項目の変動と CRS 重症度の関係を解析したところ，血清 iP 値が CRS 重症度と密接に関連していることが示された．

　時系列に沿って確認すると，血清 iP 値は CAR-T 細胞投与翌日から低下し始め，4 日後に最低値となり，3 週間程度をかけて元の値まで回復していた．CRS との関連でみると，血清 iP 値低下は CRS 発症の 1 日前に認めることがわかった．血清 iP 値低下の原因を突き止めるために尿検査を行ったところ，全例で尿中への排泄亢進が認められ，リン動態に関わる既知のホルモンである

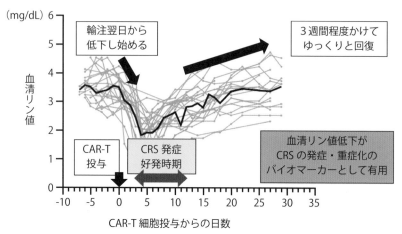

**図3 サイトカイン放出症候群に先行する低リン血症**
(Nakamura N, et al. Br J Haematol. 2023; 200: e1-e3[2)]より改変)

パラトルモン（PTH），活性型ビタミン D3，線維芽細胞増殖因子（FGF）23 は，血清 iP 値低下による二次的変動と考えられる挙動を示していた．

今回の研究では，血清 iP 値が CAR-T 療法における CRS の発症および重症化のバイオマーカーとなり，血清 iP 値のモニタリングが合併症管理の一助となることが示された．また，本現象は体内の急激なサイトカイン産生を契機に未知のメカニズムにより腎尿細管からのリン再吸収が抑制されたものと推測され，現時点で未解明のリン動態制御機構を解き明かす鍵となりうる重要な現象を捉えているものと考えている．

本研究で得られた知見はすでに臨床現場に還元され，血清 iP 値の低下を認めた場合，翌日には CRS が発症する可能性が高いという判断に使われたり，発熱の原因を探る上で重要な役割を果たしている．CRS が長引く場合も，血清iP が回復し始めたら，そろそろ解熱が近いという判断が可能である．

## ▶ 再発予測[3] 図4

CAR-T 細胞療法により，再発・難治性の DLBCL の予後は大きく改善したが，CAR-T 不応，あるいは投与後再発症例での予後は極めて不良のままである．CAR-T 細胞療法の効果を最大限引き出すためには，例えばアフェレーシス時点といった早い段階で治療効果を予測することが重要であろう．近年，治療効果を予測する因子として，高腫瘍量や TP53 変異などの疾患側での背景因

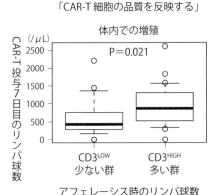

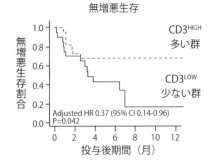

**図4** 細胞採取時のリンパ球数
(Wada F, et al. Sci Rep. 2022; 12: 18696 [3] より改変)

子が報告されている．CAR-T 細胞療法の治療効果は，CAR-T 細胞の治療の「相手」である疾患背景因子のみならず，CAR-T 細胞自身の「品質」にも影響されると考えられるが，その報告はほとんどなされていなかった．リンパ球が少なく，化学療法で疲弊した状態でギリギリ製造された CAR-T は本当に効果があるのだろうか？

そこで本研究では，DLBCL 症例を対象に，アフェレーシス時の末梢血 CD3 陽性 T 細胞数に着目し，CAR-T 細胞投与後の末梢血リンパ球増加および予後への影響を解析した（CD3 陽性 T 細胞のカットオフ値は $553/\mu$L に設定）．まず，CD3 陽性 T 細胞数が多い群（CD3$^{HIGH}$ 群）では少ない群（CD3$^{LOW}$ 群）に比して，CAR-T 投与後 7 日目での末梢血リンパ球数が有意に多く（860 vs 420/$\mu$L; p＝0.021），投与後の良好な CAR-T 細胞の増殖が示唆された．続いてアフェレーシス時点でのデータと予後を比較すると，CD3$^{HIGH}$ 群は CD3$^{LOW}$ 群よりも有意に無増悪生存割合（68.3% vs 17.3%; p＝0.042）と全生存割合（84.2% vs 54.9%; p＝0.043）が良好であることがわかった．

今回の研究では，DLBCL における CAR-T 細胞療法において，アフェレーシス時の末梢血 CD3 陽性 T 細胞数が，投与後の体内での CAR-T 細胞増殖と治療効果を予測するバイオマーカーとなることが示された．加えて，強力な救援化学療法や化学療法の反復投与を行う前に先制的にアフェレーシスを行うなどの CAR-T 細胞の「品質」を担保する治療選択が有用な可能性が示唆された．本研究で得られた知見はすでに臨床現場に還元され，CAR-T 細胞療法の治療効果が十分に望めないことが予想されるときには，早いタイミングで次治療（化学療法や同種移植）の検討を開始している．また，リンパ腫の性質によって早い段階から化学療法抵抗性になることが予測される場合は，早期にアフェレーシスを行う「先制アフェレーシス」を積極的に行っている．これにより，化学療法の影響が及ぶ前に質の高い T 細胞を確保し，CAR-T 細胞の「品質」を維持し，かつ速やかな CAR-T 療法への移行が可能になると考えている．

さらには製造中のデータ（たとえば細胞増殖速度）と組み合わせることで，CAR-T の体内での増殖をより正確に予測できる可能性があり，これは今後の発展研究課題と考えている．

## まとめ

このように，様々なリアルワールドデータを解析することによって，一例一例の症例経験で積み重ねてきた「感覚」や「TIPS」を可視化することができる．新規治療ゆえ，様々な診療上の運用や取り決めの設定，見直しが必要になるが，

その根拠としてもこれらのデータは非常に力強い後押しとなる．たとえ少数例であっても臨床現場目線のクリニカルクエスチョンを重視し，こまめに解析を行い，即座に臨床現場に還元することが，CAR-T をはじめとした様々な細胞療法を最大限活用し，患者予後の改善につながる近道であると考える．このようなリアルワールドデータ解析は，当面の「細胞療法運用学」の発展にとって最大の武器となるであろう．

**【参考文献】**

1) Yamasaki-Morita M, Arai Y, Ishihara T, et al. Relative hypercoagulation induced by suppressed fibrinolysis after tisagenlecleucel infusion in malignant lymphoma. *Blood Adv*. 2022; 6 (14): 4216-4223.
2) Nakamura N, Arai Y, Kitawaki T, et al. Decreased serum phosphate levels are a useful biomarker to predict occurrence and severity of cytokine release syndrome in chimeric antigen receptor T-cell therapy. *Br J Haematol*. 2023; 200 (1): e1-e3.
3) Wada F, Jo T, Arai Y, et al. T-cell counts in peripheral blood at leukapheresis predict responses to subsequent CAR-T cell therapy. *Sci Rep*. 2022; 12 (1): 18696.

〈新井康之〉

2 リアルワールドデータ解析による治療成績の向上

# 結びに

　CAR-T 細胞療法に関しての，本邦で初となる教科書をお届けいたします．世界的にも英文の教科書が 1 冊あるだけのようですので，まだまだこれからの領域であると考えています．

　CAR-T の採用準備以降，京大病院では院内の各部署間の連携やコミュニケーションの機会が，以前よりも増したような気がします．また，関連病院との繋がりや，それまであまり症例のやりとりがなかった病院との紹介・逆紹介も明らかに増えました．そのような連携におけるキーワードは，情報や経験，専門技術の「共有」です．CAR-T 細胞療法をよりうまく運用するという共通の目標に向かって走り続けることによって，強固なチーム医療が副産物として得られたということは，われわれにとって大きな驚きでした．

　本書の執筆にあたって，改めてその軌跡を文字に起こすことで，CAR-T のみならず細胞療法全般，さらには造血器腫瘍（固形腫瘍も）の治療体制をも包括的に見直す機会を得られたと感じています．手に取っていただいた皆様におかれましては，本書に記されたわれわれの等身大の体験談とそこから得られる教訓を存分にご堪能いただき，自施設あるいは本邦全体，さらには全世界における CAR-T 細胞療法のますますの発展にお役立ていただけましたら，筆者冥利に尽きるところです．

　　　京都大学医学部附属病院　チーム CAR-T　一同

# 索 引

# CAR-T 細胞療法のトリセツ
## チーム CAR-T での取り組み
### 細胞療法運用学入門　　　Ⓒ

| | | |
|---|---|---|
| 発　行 | 2023年8月30日　　1版1刷 | |
| 監修者 | 髙 折 晃 史 | |
| 編著者 | 新 井 康 之 | |
| 発行者 | 株式会社　中 外 医 学 社 | |
| | 代表取締役　青 木　　滋 | |
| | 〒162-0805　東京都新宿区矢来町62 | |
| | 電　　話　(03) 3268-2701 (代) | |
| | 振替口座　00190-1-98814 番 | |

印刷・製本 / 三和印刷 (株)　　　　＜ SA・HO ＞
ISBN978-4-498-22544-2　　　　Printed in Japan